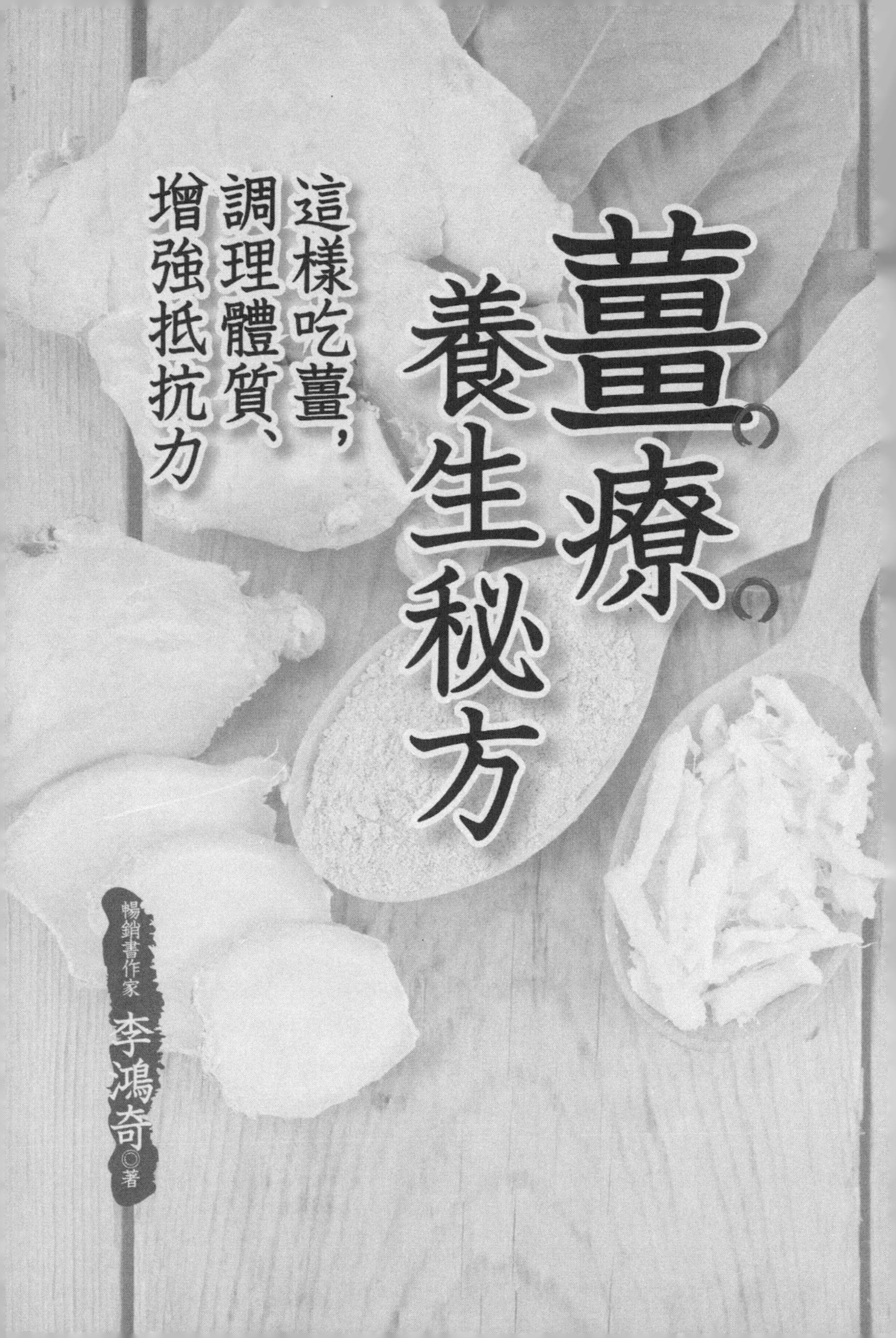

薑療養生秘方

這樣吃薑，調理體質、增強抵抗力

暢銷書作家 李鴻奇◎著

※本書原名《神奇的薑療小秘方》，現易名為《薑療養生秘方：這樣吃薑，調理體質、增強抵抗力》

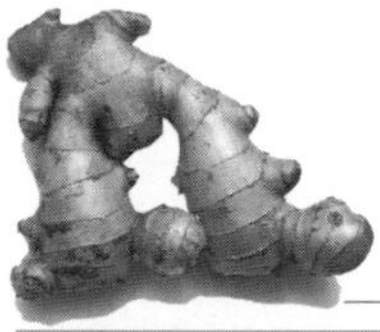

前言

薑原產於東南亞。如今，它的品種已經多達一千多種，但是產地的分佈並不廣，僅有中國、日本、印度、臺灣、非洲等地區。

薑的最大特徵是含有豐富的薑油、薑香素、辛辣成分，以及使血液乾淨的效果。

薑被廣泛的使用在日常生活之中。像是製成芳香健胃劑，做成利膽劑幫助肝臟功能轉好，以及消除藥劑臭味的消臭劑等。

薑含有很豐富的維生素以及礦物質，尤其是很多人普遍缺乏的鋅、鎂以及鐵質，這三種礦物質中以鋅最受到注目。因為只要充分的攝取鋅，就可以使退化的味覺、嗅覺正常，並且可以改善過敏體質，也能增強體力。

自古以來，薑的藥效就被肯定。而根據現代最尖端的醫學研究發現，薑對於防癌也具有卓越的效果。這些抗癌的效果來自薑的辛辣成分——薑油以及薑素。可能是薑的健康效果普遍的被大眾所知，所以用薑作成的食物、餅乾，以及飲料都很受到青睞。為了增進健康，預防疾病，不妨把薑當成日常的食材，多多的利用，為自己的健康加分！

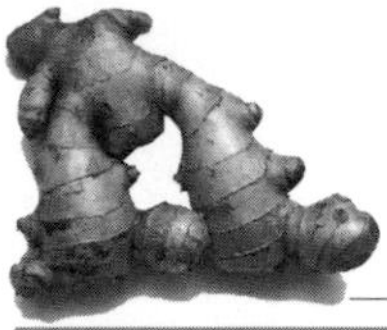

目次

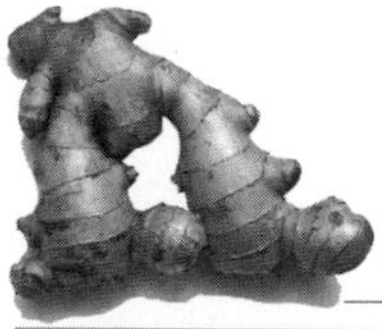

目次

GINGER

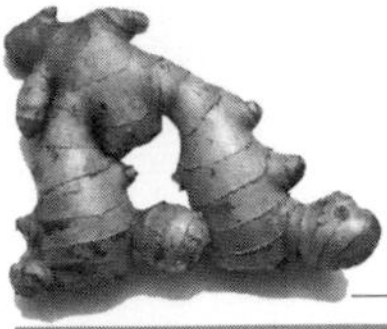

目次

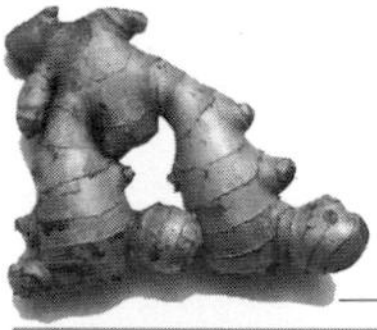

目次

GINGER

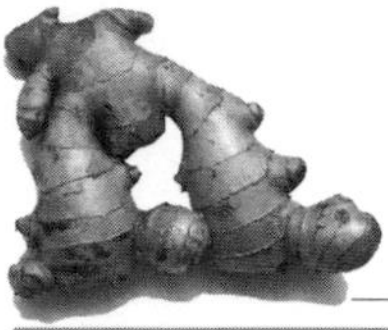

目次

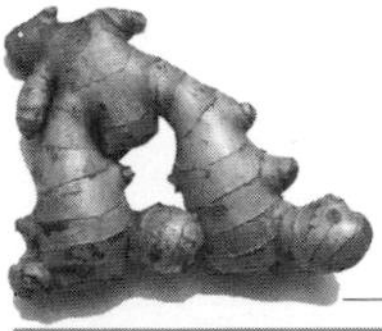

目次

GINGER

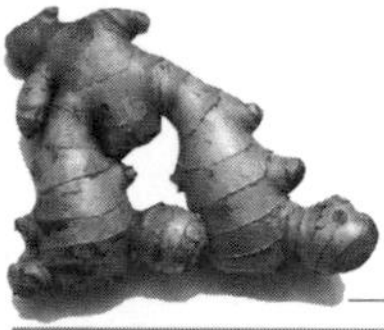

目次

GINGER 1

薑的成分與藥效

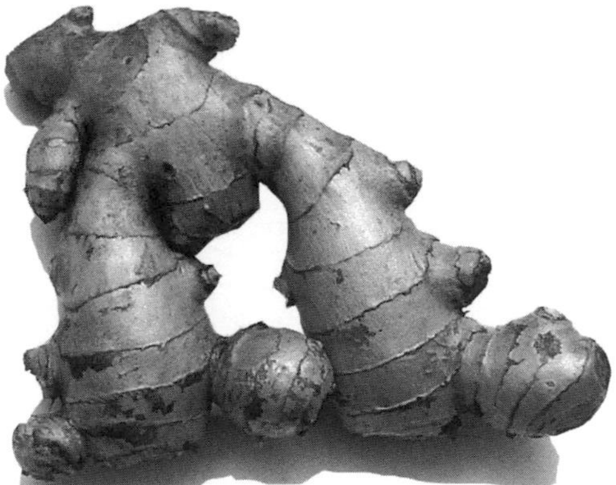

【性味與歸經】

辛，微溫。入肺、脾、胃經。

【功效】

發汗解表、溫中止嘔、解毒。

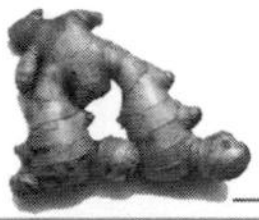

薑的成分

熱量	三十大卡
水分	九十一・四公克
蛋白質	〇・九公克
脂肪	〇・三公克
碳水化合物	六・六公克
灰分	〇・七公克
鈣	十二毫克
磷	二十五毫克
鐵	〇・五毫克
鈉	六・〇毫克
鉀	二七〇毫克
鎂	二十七毫克
鋅	〇・一毫克
銅	〇・〇五毫克
維生素A	〇微克
維生素B_1	〇・〇二毫克
維生素B_2	〇・〇二毫克
維生素C	二・〇毫克
食物纖維	二・一公克

以每一百公克計算

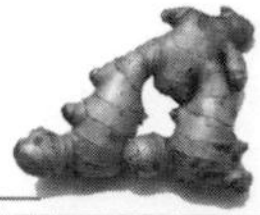

薑的藥效

一、經過科學證明的藥理效果

自古以來，薑就被廣泛地使用在治病以及養生方面。薑是中藥最主要的藥材之一，在所有的中藥配方中，約有百分之七十含有生薑。傷風感冒時，很多人都會喝一杯熱騰騰的薑湯祛寒！這是因為薑具有保溫、解熱以及發汗等功效。

根據最近的研究獲知——薑的藥效主要來自它的辛辣以及芳香成分。

到目前為止，經過科學證明的「藥理作用」，大約有如下的幾種：

㈠強化作用——薑油等的成分能夠強化心臟的收縮力。
㈡防止血栓的產生。

(三)鎮痛、鎮靜作用——消除身體的病痛及興奮神經。

(四)胃腸內部的殺菌作用——薑的辛辣成分具有強大的殺菌作用，能夠防止食物中毒的發生。

(五)健胃作用——使胃部健康，讓唾液中的消化酵素活化，對於促進消化與增進食欲有幫助。

(六)抗潰瘍作用——使胃液的分泌正常，改善打嗝、胃部不舒服等症狀，並且防止胃及十二指腸潰瘍的發生。

(七)鎮吐作用——因爲薑的辛辣成分能防止噁心的發生，所以能有效的防治暈車、船。

(八)促進腸子的蠕動——薑油等成分能夠提高腸道的功能，所以能幫助消化與吸收。

(九)發汗與解熱作用——薑的辛辣成分能夠提高新陳代謝，並能促進發汗。感冒發燒時，喝熱薑湯能大量的發汗，藉此達到

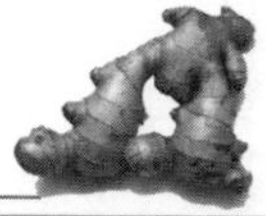

解熱的目的。

㈩鎮咳與祛痰作用。

(十一)保溫作用——能促進全身的血液循環，並改善「寒性體質」。

(十二)解毒作用——對於食物等的解毒，以及防止腐敗等，薑亦能發揮出它的效果。

(十三)抗菌作用——薑的辛辣成分能夠防止傷寒菌以及霍亂菌的繁殖。

(十四)具有改善低血壓以及高血壓的作用——薑能使過低的血壓上升接近正常值。遇到血壓過高時，薑的辛辣成分能夠抑制血管的收縮，使血壓下降。

總而言之，低血壓的人食用薑的話，由於升壓作用，血壓就會升高而接近正常值。而血壓高的人卻能夠降低血壓。

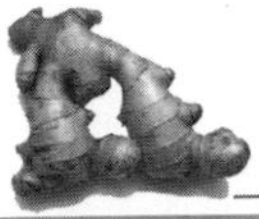

根據東方醫學的看法，現代多數的高血壓病患，大多是體內囤積過多水分的關係，這類型的高血壓病患食用薑效果最好。

但是，對於身材肥胖，經常滿臉通紅的高血壓患者，並不適合食用薑這類的食物。

二、薑的辛辣成分能抑制大腸癌的發作

隨著高齡化社會的來臨，癌症的病患也跟著增加，尤其是大腸癌的病患明顯增加很多。最大的原因不外是攝取過多的熱量，以及食物纖維的攝取太少。

熱量攝取過多的時候，體內就會分泌大量的膽汁（消化液）來消化這些過多的熱量。這種膽汁所形成的二次膽汁酸，會在大腸黏膜產生病變，進而引起癌細胞的增生。

但是，只要攝取足夠的食物纖維，大腸就會吸收水分使糞便量增加。因此，就算腸道有致癌物質的形成，濃度也會被稀釋。

同時，糞便通過大腸被排泄的時間也會縮短。相對的，致癌的危險性也會跟著降低很多。

很可惜，最近幾年來，我們的飲食習慣已經全盤的西化，不再像以前一樣，攝取大量的食物纖維了。

其實，抑制致癌物質並非只有食物纖維而已。以前我們常吃的很多種食物中，就有很多抗癌的食物。

薑就是最明顯的例子。

很早以前，我們的先祖們就知道，薑具有健胃、發汗以及解熱的作用。那時候，薑不僅廣泛的被食用，同時也被當成藥物使用。

最近幾年來，盛傳薑所含的辛辣成分具有抑制癌細胞的作用，所以日本的森秀雄博士進行了一次實驗，結果呢？證實薑確實能抑制大腸癌的發作。

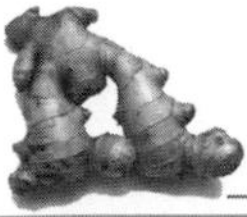

在這一次實驗中，森秀雄博士使用了兩百八十隻白鼠，他們先將白鼠分成六組。其中的一組老鼠在皮下注射大腸癌的誘發物，並在二個星期內注射兩次。

其他組的老鼠也同樣注射大腸癌誘發物，爲了確定癌的抑制效果，在牠們的飼料裡面加入五種的植物性化學物質。其中的一種化學物質爲薑的辛辣成分。

經過一年的實驗期，解剖老鼠檢查腸道的癌細胞數目以及發生率。結果發現只注射大腸癌誘發物的老鼠長出了癌細胞，而且多達百分之七十四。

相對的，吃了加入植物性化學物質的老鼠，牠們的癌細胞發生率就相對的偏低。

尤其是吃薑辛辣成分的那一組老鼠，牠們的癌細胞發生率低到百分之四十，而腫瘤的平均數目也只有〇．四七個。比起注射大腸癌誘發物老鼠有一．○八個腫瘤來，腫瘤的發生率整整有兩倍的差距。

以大腸癌的發生率來說，注射大腸癌誘發物的老鼠發生率爲百分之五十，而吃薑辛辣成分的老鼠則只有百分之十八。

關於薑辛辣成分爲何能夠抑制致癌細胞還不甚清楚，不過有兩種可能性。

一種在罹癌的早期給予薑辛辣成分，就可以抑制致癌物在體內產生作用。另外的一種可能性是，薑的辛辣成分能夠抑制某一種酵素的作用，而這種酵素能夠使致癌物的作用變成「治」癌。

最值得注目的一件事情，就是實驗所使用的薑辛辣成分的量。這次作爲實驗品的老鼠每一隻大約只有三百公克，而所使用薑的量，如果以人類的使用量換算的話，大約是一天攝取五十公克左右，這樣的量可以說是很少的。當然，薑本來就不是一次可以吃很多的食物。

每天三餐，若能吃少量的薑，對於預防癌症的發生很有幫助。

三、改善更年期的眩暈以及自律神經失調

對於薑的藥理作用，很多人都耳熟能詳，但是薑還有一項藥理作用，卻是較少人知道的，就是能預防「暈車船」。如何預防呢?方法很簡單，只要飲用一些薑汁，或者嚼一小片生薑就可以了。

所謂的「暈車船」，是指平衡感覺受到干擾，而引起的暫時性自律神經失調。影響此種平衡感覺者就是耳朵最深處的內耳。

內耳的三半規管與前庭具有保持身體平衡的功用，而在前庭中心的「耳石器」是感受加速度、重力等的器官，當遇到車船的振動頻率變成不規則時，就會暫時性的引起障礙。

這種障礙也就是所謂的「暈車船」，會引起眩暈、心悸、噁

心以及發冷汗等自律神經失調的症狀。

爲了確定薑對於改善暈車船的效果，日本的竹腰博士進行了一項實驗。

竹腰博士請受實驗者坐在旋轉椅上，再使椅子以不規則的方式旋轉。等受實驗者覺得不舒服時，便停止椅子的旋轉，再使用重心動搖計測出身體的平衡感覺。

重心動搖計是一種測定身體平衡感覺的器具。在正常狀態之下，器具的中心部位會顯示出重心動搖的軌跡。不過在實驗以後，重心動搖的軌跡會出現以不規則的方式呈現在較大的範圍內，平衡感覺的降低一目瞭然。

接下來，給受實驗者服用十公克的薑粉，再進行相同的實驗。結果呢？接受實驗者並沒有不舒服的症狀產生，重心動搖軌跡也變成正常的狀態。

由此不難判斷耳石器的機能並沒有降低，平衡感覺仍然維持正常的功能。

後來，爲了使椅子的旋轉保持一定的速度，竹腰博士使用遊樂場的電動旋轉椅進行同樣的實驗。這一次也獲得相同的結果，再度證明薑確實能夠預防暈車船。

那麼，爲何薑具有預防暈車船的作用呢？專家們一致都認爲——那是薑油所含的辛辣成分所使然。薑油能擴張血管，改善血液循環。所以食用薑以後，就能促進內耳的血液循環，並預防耳石器一時性的機能障礙。

在眩暈症中，最常見的是「梅尼爾症」。梅尼爾症是因爲內耳的內淋巴水腫而導致。內耳中有內淋巴液與外淋巴液，當內淋巴液因分泌過多或吸收不良時，就會造成內淋巴水腫。當水腫得厲害時，會使內淋巴與外淋巴中間的隔膜破裂，使內淋巴液跑入外淋巴液中，造成壓力失衡而產生眩暈。

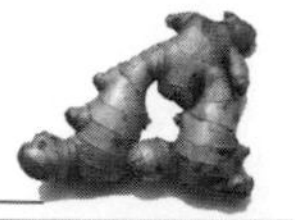

同樣是平衡感覺的障礙，內淋巴水腫所以跟「暈車船」的眩暈不一樣，這是由於前者是因身體的器官病變所引起。

不過，就算是因爲生病的關係，只要使用血管擴張劑，使血液循環改善，一樣可以使內耳的機能轉好，使症狀大幅的改善。

薑的作用與血管擴張劑相同，當然也可以改善「內淋巴水腫」所引起的眩暈症。

有一些眩暈症與更年期常見的眩暈相似，在內耳部位也有器官方面的異常。

更年期所引起的眩暈，是荷爾蒙分泌失去平衡所引起的一時性自律神經失調，與暈車船的機能性障礙相似。即使是這種形態的眩暈，只要食用薑，促進腦部的血液循環，就不難調整自律神經，改善眩暈的症狀。

產生眩暈的原因相當的複雜，治療起來並不容易，不過薑對於一般的眩暈症都相當的有效，你不妨試試！

GINGER 2

各種薑療法

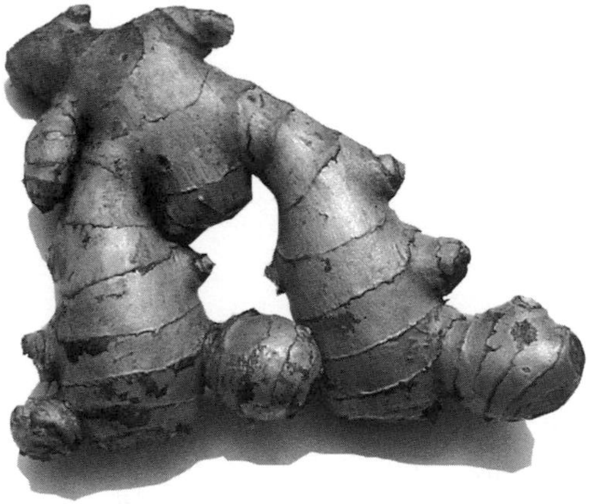

【性味與歸經】

辛，微溫。入肺、脾、胃經。

【功效】

發汗解表、溫中止嘔、解毒。

GINGER

●薑紅茶療法——使用老薑

在日常的飲食中，我們要如何攝取到薑的藥效而又能持續下去呢？最方便的是喝「薑紅茶」，將薑加到紅茶中，對於身體很多的不適都能發揮很好的效果。

薑紅茶最根本的作用就是驅逐身體的寒氣。很多人都知道，薑具有很好的保溫與發汗作用。光是這兩種作用就足以加速身體的新陳代謝。

而爲什麼要選擇紅茶呢？因爲就所有的茶類來說，紅茶的溫熱作用最好，並且含有豐富的兒茶酸，能排泄體內多餘的脂肪，加速新陳代謝。綠茶也含有兒茶酸等成分，不過以使暖和身體的作用來說，紅茶比綠茶更爲有效。基於這一點來說，喝薑紅茶比較理想。如果你不敢喝薑紅茶的話，不妨退而求其次喝薑綠茶。

喝「薑紅茶」除了能消除體內的寒氣，還能排除多餘的水分。對居住在臺灣這個氣候潮濕的海島上的居民來說，不少人的體內貯存了多餘的水分，這就是「水毒」的症狀。

「水毒」與寒性體質會使彼此的症狀加重，若不加以改善，全身的血行與代謝功能就會逐漸的衰退。

結果將使肩膀酸痛，身體各部位的關節疼痛、便秘、下痢、水腫、生理痛等的症狀也會一一產生。

一旦身體因爲水毒而使代謝功能衰退，體內就會開始囤積脂肪，而變得肥胖。因爲水毒而產生的肥胖，是很難瘦下來的，所以一定要先解決水毒的問題，才能再恢復曼妙的身材。

若已有水毒的困擾，只要多飲用薑紅茶，讓身體將寒氣逐漸排出體外，保持身體的溫暖，水毒就會消失怠盡。水毒被排除後，上述的種種症狀就能夠獲得改善，多餘的脂肪也會被燃燒掉。

一、薑紅茶的作法

製作薑紅茶使用老薑的效果最好，以下爲其作法：

①洗淨老薑，削掉外皮，再利用食物調理機把切成小片的薑打成泥狀，用紗布包住薑泥，絞出薑汁。

②接著沖泡紅茶，任何廠牌的紅茶都可以使用。也可以使用茶包沖泡。

③趁著紅茶還熱時，加入①的薑汁。一茶杯的紅茶可加入一到兩小匙的薑汁。

二、喝薑紅茶應該注意的事項

原則上，每天可以喝三至六次的薑紅茶。第一杯最好在早餐前飲用，效果較好。其餘的二到五杯可以在進餐前、兩餐之間，例如在早餐與午餐之間，或是就寢前飲用。

做薑紅茶的方法有兩種。一種是老薑在磨成泥狀之後，再經過濾的步驟，使用過濾的薑汁沖泡熱紅茶飲用；另外一種是薑泥不必經過濾的步驟，就直接沖泡熱紅茶喝。採用哪一種方式都可以，因爲都一樣的有效。

薑汁的使用量也沒有一定，不必局限在一至二匙，想要多加一些也沒有關係，只要覺得好喝就可以了。如果怕加太多會太辣的話，也可以將量再減少一些，這樣喝的時候就不會覺得胃不舒服了。

愛吃甜的人，可以加入少許的蜂蜜或是黑砂糖調味。加入蜂蜜後，紅茶的顏色會變黑，不用擔心，因爲這表示薑紅茶的保暖功效又提高了，可以放心的飲用。

薑汁放入冰箱的冷藏室能保存一整天，如果放入冷凍室的話則能夠保存兩至三星期。不妨把薑汁分裝成小杯冷凍，想喝時取出來解凍就可以了。

薑紅茶也可以加入鮮奶飲用。不過牛奶會使身體變寒，所以加的量不要太多。

持續的喝薑紅茶一段時間以後，身體就會逐漸的暖和，不容易感到疲勞，也不會動輒就傷風感冒。同時對減肥也有很大的幫助。

三、喝薑紅茶改善病痛的實例

實例一 卵巢囊腫縮小，生理痛消失

一直到三年前，每一次的生理期我的腹部就會疼得很厲害，到後來疼痛愈加劇烈，已經到了不能忍受的地步！於是我到婦產科接受檢查，才知道自己兩邊的卵巢各長出了直徑大約有四公分

的囊腫。從檢查的數據得知，極有可能罹患了子宮內膜異位症。醫生說，我兩邊的卵巢囊腫，還不到開刀的地步，不過醫生卻勸我接受荷爾蒙療法。

因爲我擔心荷爾蒙療法會有副作用，所以不大願意接受這種治療方法，打算觀察一年再下決定。

看過醫生以後，每一次的生理期，腹部還是一樣的劇痛。從生理期開始的第一天一直到第三天爲止，背部與腹部這一帶的疼痛都令我難以承受。

當我痛得受不了時，只好服用市售的止痛劑緩和疼痛。不過止痛劑只能暫時的止痛，一旦藥效過去了，疼痛又會襲捲上來，時常痛得彎著身體，在床上翻滾，老公看到我痛得如此難受，心中非常的不忍。

也許是因爲卵巢囊腫的影響吧？我的腹部與腰部老是感到寒

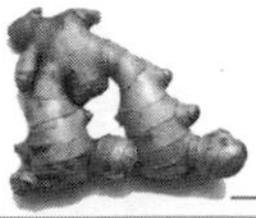

冷，到了秋末就得穿上很厚的內衣保暖。到了夏天只要家人開冷氣，我的腰、腹部就會覺得冷，生理痛也就更加嚴重。

爲了減輕痛苦，我每星期都接受一次針灸治療，但是效果並不大。

一直到一年前我在一本健康雜誌上看到一篇報導，說是薑紅茶能夠改善寒性體質，看完之後我就想不妨試試。

我本來就很喜歡薑的香氣，所以喝薑紅茶對我來說是再適合不過了。

我在杯子裡放入一個紅茶茶包，然後沖入一百五十ＣＣ的熱開水，兩分鐘後就是一杯很香的紅茶。

接下來，將老薑洗乾淨，切下一片放入研缽裡磨成泥狀，再放入熱紅茶，就成了一杯熱騰騰的薑紅茶。

我每天都喝兩杯薑紅茶。一杯在吃早飯以後，另一杯在吃晚

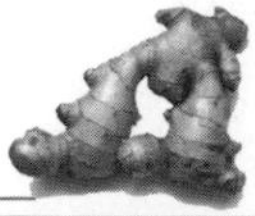

飯後。我喜歡在薑紅茶中加入黑砂糖，因爲這樣喝口感更好，所以我每一次喝都會加入少量的黑砂糖。

剛開始，我每天都會磨薑泥，一段時間後，我覺得有點耗時，後來我就一次拿四、五個老薑，將它們洗淨後，一起放入食物調理機內打成泥，再用紗布包住絞出薑汁。

我把絞出來的薑汁分別裝入製冰盒，再放入冰箱的冷凍庫裡面。每天要喝薑紅茶時，就取出製冰盒裡的冷凍薑汁，放入熱紅茶裡，加一些黑砂糖再喝。

開始喝薑紅茶不久，只要喝下薑紅茶十五分鐘後，胃就會覺得很溫暖，再經過十五分鐘，慢慢的連手腳也能夠感覺到暖和。正因爲如此，全身都覺得很溫暖，夜晚也能夠睡得很熟。

飲用薑紅茶三個月後，我去做了一年一度的超音波檢查。檢查後的結果讓我非常驚訝，因爲原本直徑四公分的卵巢囊腫，左右兩邊都縮小成直徑兩公分，縮小到原來的一半。

在檢查血液以後，醫生對我說：「你不用再擔心會發生子宮內膜異位症了。」聽了醫生的這些話我高興得幾乎要跳起來，因爲這些都是我不曾想過的結果。

再經過一個月，我的生理竟然痛提早結束。在以前，從生理期開始，有三天的時間我都必須服用止痛劑，而現在呢？我只要在第一天服用一次止痛劑就不會再痛了。

我老公看到了這種情形之後比誰都高興，說我能夠及時的喝薑紅茶實在很幸運。

一直到現在，每一次的生理期，我都不會再痛了，和喝薑紅茶以前比起來，現在我彷彿變成另一個人似的。

實例二　治癒了帶狀皰疹

四年前，在我的右腹到背部一帶，突然長出很多水疱。剛開始我並不在意，但是有一次水疱破掉，居然有類似被錐子刺到般的劇痛。我這一輩子從來不曾有過這種症狀，突然感到很害怕，所以就慌張的去看醫生。

醫生檢查以後，說我罹患了帶狀皰疹，所以當天就辦理住院。以一般的帶狀皰疹來說，只要住院一星期劇痛就能夠緩和而出院。但是我卻沒有如此的幸運，也許是症狀已經相當的嚴重，所以在醫院住了四十多天才出院。

在剛開始的二十天，每隔兩個小時就必須打一次止痛針，否則，就會痛得受不了。

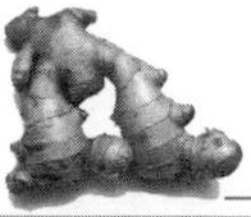

出院後我仍然服用止痛藥，經過半年，那種劇痛才漸漸緩和了下來。

但是只要是天氣太寒冷，原來長疱疹的部位又會痛起來，背脊也會感到僵痛，而且手腳會發冷，所以在夜晚很難入睡。

到此，我才領悟到只依靠醫院的藥物，並不能解決我的問題，想要完全根治我的病痛，必須試試民間療法。還好，不久之後，就有人告訴我可以試試薑紅茶。

以前，我曾經聽人家說過想要緩解帶狀疱疹的疼痛，就必須讓身體保持溫暖。所以我認爲喝薑紅茶可以使我的身體一直保持溫暖，進而減輕疼痛。

我先將一塊拇指尖大小的老薑洗淨，磨成泥狀備用。接下來利用茶包沖泡一杯熱紅茶，再把薑泥與少許黑砂糖加入熱紅茶裡，就可以飲用了。

在早飯後，喝下薑紅茶，不到三十分鐘的時間全身就會很暖和。從那一夜以後，我的手腳就不再感到冰冷，晚上也都可以睡得很熟。

因爲一開始薑紅茶就發揮了明顯的功效，讓我信心大增，現在我在早、晚餐後都不忘喝一杯。而且製作薑紅茶的方法很簡單，喝起來味道也很好，所以喝薑紅茶對我來說是一種享受。

不過在經過大約一星期後，我的胃卻開始覺得疼痛。我猜想很可能是服用治療帶狀皰疹的藥物因爲薑的關係而產生了副作用。我爲了暫時觀察過程，就把加入紅茶的薑減少到一半，而且改成只在早餐後飲用一次。

做過這番改變之後，我的胃果然不會痛了，所以我就繼續飲用薑紅茶。

大約一個月後，我得到了我期待的效果。在這一個月裡，雖然天氣非常的寒冷，但是我本來長皰疹的地方卻不覺得疼痛，就連背部的僵痛也消失了。

一直到現在，我仍然持續的喝薑紅茶，帶狀皰疹的症狀再也不曾出現過，就連原本帶狀皰疹的痕跡也消失得一乾二淨。

由於我的胃已經完全的恢復了健康，我又把喝薑紅茶的次數改爲每天兩次，也就是恢復早晚飲用一次。

實例三　改善風溼引起的手腕疼痛

我在十年前罹患了風溼。那時，我身體各處的關節，像是右手的手指關節、左右的腳跟等部位都呈現水腫並且非常疼痛，眞是痛苦不堪。

最讓我忍受不了的是右手腕的疼痛。那種疼痛就有如被燙傷

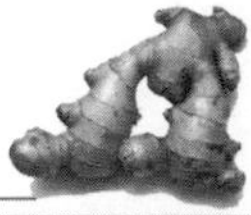

一般有灼痛感，而且水腫與變形的情形也很嚴重。我經營一家餐館，必須時常到店裡走走看看，可是只要遇到寒冷的天氣時，我的風濕痛就會變得很嚴重。右手也不能隨意的活動，結果什麼事也無法做。

我想這樣下去也不是辦法，就決定去看醫生，但是連看了好多位醫生，也遵照醫生的囑咐吃藥，但是風濕痛的症狀絲毫沒有改善。

服用醫生開的處方藥一段時間後，疼痛似乎減輕了一些，但是吃西藥的副作用也出現了，現在我的胃不時都會隱隱作痛，非常的難受，只好放棄吃西藥。

在我風濕痛的這十年間，只要是有人介紹什麼藥物偏方，或是民俗療法我都會去試試，甚至是特殊的運動也做了一段時期，針灸治療更是不用說，但是什麼方法都用盡了，風濕痛卻始終不

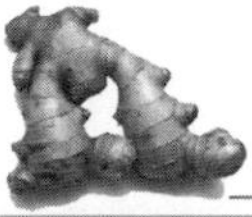

曾稍有停歇。

我的腰也痛了好多年了，但是和風濕痛比起來，腰痛實在不算什麼。只不過，這麼多年來，我的腰痛也始終不曾改善。

我屬於寒性體質，因爲血液循環不良，一向很怕冷，或許是這一點助長了風溼痛以及腰痛的發作吧？

一直到今年的一月，我才獲得了一個轉機，有一位朋友教我喝薑紅茶。

朋友說了很多喝薑紅茶的好處，那時我已經試過了很多偏方及民俗療法，因爲都沒有什麼效果，所以對於朋友說的話，我是抱著半信半疑的態度，只是想反正已試過這麼多方法了，再試看看薑紅茶也無妨。

我每天喝三次薑紅茶，早午晚各一次，每次使用兩小匙薑泥沖泡一杯熱紅茶（約一百五十CC）飲用。每次我都加入少許的蜂蜜，因爲覺得這樣比較好喝。

持續喝了二個月的薑紅茶以後，我的右手以及全身的關節疼痛很明顯減輕一些。

以前，全身的關節因爲疼痛以及水腫的關係，活動很不方便，想不到現在已逐漸的可以活動了，而且水腫也消失了。

從此，我持續飲用薑紅茶，現在我的右手腕已經可以靈活運用，再也不會感到疼痛，日常生活已擺脫因關節痛而帶來的不便。

現在，就算寒冬到來，也不會像以前一樣，全身發冷而且關節不能彎曲。同時，自從風溼痛獲得改善以後，腰痛的狀況也大爲好轉，現在已經不再痛了。

甚至，就連我的寒性體質也大幅的改善，可能是因爲血液循環轉好的緣故，我的身體一直覺得很溫暖，我想，這一定是我持續喝薑紅茶的關係。

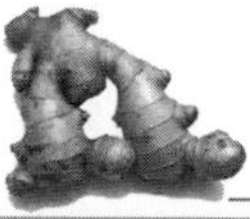

薑精療法——使用老薑

毛母細胞衰退導致禿頭與白髮

薑精能夠使衰退的毛母細胞活化，治好禿頭以及白髮。不管多大的年紀，愛美是人的天性，所以看到自己禿頭或是滿頭白髮，自然會想改善。尤其是中年人，愛美的心理並不會輸給年輕人。因爲想使自己看起來更年輕，絕大多數的人都會注意自己的外表。

可是進入中老年，免不了產生脫髮與白髮這些問題，就連年輕人也多數有這類惱人的問題。關於脫髮以及白髮的原因，西方醫學與東方醫學各有不同的看法。

前者說，禿髮與白髮是由於髮根底部的毛母細胞衰退所引起。所謂的「毛母細胞」有兩種，一種是製造頭髮本身的角質細胞，另外一種是製造黑色素的黑色素細胞。當角質細胞的功能降低時就會產生脫髮，而黑色素細胞衰退時頭髮就會變白。

關於這兩種毛母細胞的衰退，男女的情況各有不同。一般男性在進入中年以後，角質與黑色素細胞都會衰退，所以禿髮與白髮會同時發生。

相反的，女性則是黑色素細胞會先衰退，所以中老年的女性會出現很明顯的白髮。

而在東方醫學的說法，頭髮的問題是由於「氣」與「血」的不足或停滯所引起。所謂的「氣」，指的是在體內循環的一種「生命能源」，「血」就是我們人體內所流動的血液。

「氣」與「血」不管是哪一方面的問題，或者是兩種都不足，或者循環不良時，身體就會產生變化。這種變化產生於頭髮時，就會造成禿髮與白髮。

不管是「氣」或是「血」跟人體的健康皆有關連。毛母細胞所以會衰退，正是全身的血液循環不良的緣故。換句話說，不管是西方或者東方醫學的看法，如果想解除頭髮方面的煩惱的話，就必須擁有健康的身體，否則的話，不可能解決頭髮衰退的問題。

基於這個觀點來說，想解決禿髮與白髮的問題，不妨使用薑精。

根據東方醫學的看法，薑具有溫熱身體的功能。它可以改善「氣」與「血」的停滯，消除禿髮與白髮的原因。至於西方醫學則認為——薑的有效成分能夠擴張血管，促進血液循環，能活化毛母細胞，當然就可以讓人長出新毛髮，同時也能夠使白髮變黑。

一、薑精的作法

①首先，將六十到八十公克的老薑洗淨，以帶皮的狀態切成毫米的厚度。

②把切好的老薑薄片放置在太陽下曬兩天。

③把曬乾的薄薑片放入鍋裡或耐熱的玻璃製容器，加入兩百CC的水，使用弱火熬。如果嫌麻煩或者沒有時間的話，可以到中藥店購買乾薑使用。用乾薑的話，一次使用二十公克就可以了。

④等熬薑片的水只剩一百CC時，就可以熄火。趁熱使用一塊紗布過濾。

⑤待濾過的薑汁完全冷卻後，加入一百CC的消毒用酒精（西藥房有售），薑精就完成了。

二、薑精的使用方法與注意事項

㈠使用乾淨並完全乾燥的容器裝盛做好的薑精，放入冰箱的冷藏室保存。保存期限約一個月左右。

㈡每天早晚兩次，在梳理或者洗髮後，使用約六CC的薑精灑在頭皮上面，再利用指腹來回的按摩頭皮。

這裡所介紹的薑精沒有刺激性，就算皮膚比較敏感的人也不太會產生問題。不妨先使用一個月看看。如果頭皮並沒有發炎的話，就可以增加使用量三至五成，並增加薑精的濃度，這樣一來，效果會更好。

三、塗抹薑精改善脫髮與白髮實例

實例一　停止大量脫髮，長出新髮

在五年前，我就非常擔心自己的頭髮會掉光。

那時，每次洗髮時，浴室的排水孔就會被很多掉落的頭髮堵住，而且每次梳頭時，也會梳下幾十根的落髮。更糟的是，早晨起床時，枕頭上面至少都有二十至三十根的頭髮。

而且頭髮變得比以前細，髮質也比較乾燥、缺乏光澤。

每一個人或多或少都會掉頭髮，不過，由於我脫髮的量實在太多了，新長出來的頭髮實在趕不及我掉頭髮的量。眼見我的額頭愈來愈高，而頭頂的毛髮卻日漸稀疏，甚至可以看到頭皮，眞是讓我心急如焚，卻又束手無策。

我試過很多廠牌的生髮水。不知道是我使用的方式不對還是這些生髮水都不適合我的體質，塗抹了一陣子絲毫不見成效。

我會知道以薑精來保養頭皮，可以說是一件很偶然的事情。有一天我去參加同學會，看到大半的男同學或多或少都有掉頭髮的情況，唯獨一位當年並不受到注意的男同學滿頭的青絲，沒有一點歲月的痕跡。於是我在好奇心的驅使下問他，才知道原來是使用薑精塗抹頭皮，讓他得以保持一頭黑髮。

我當場請教他薑精的作法，回家後立刻著手製造。

薑精的作法很簡單，我一次購買約兩百公克的老薑，洗淨之後，切成薄片，放置在太陽光下曬兩天。

待薑片曬乾了以後，放入鍋子裡面，加入大約兩百ＣＣ的水，使用弱火熬。待熬到水只剩一半時，關掉爐火，待冷卻後，使用一塊紗布過濾。

過濾後的薑精，再加入約一百ＣＣ的消毒用酒精，裝入乾淨的容器就行了。

我把薑精放入冰箱的冷藏室保存。每天早晚梳頭時或者洗髮後，把五、六滴薑精滴在頭皮上，再使用指腹充分的按摩頭皮幾分鐘。

薑精塗抹在頭皮後，薑的味道很快的就會散發，而且手上也不會有黏黏的感覺。不僅如此，塗抹了以後頭腦似乎變得更清醒。

塗抹薑精幾天以後，我的頭髮開始有了變化。本來枯乾的頭髮逐漸的有光澤，重新拾回了生氣，有如在炎夏枯乾的盆栽澆水，使花草重新活過來一般。

洗頭時，也不再有很多掉落的頭髮堵塞排水口，頂多只有五、六根而已。從那一天起，洗頭時再也不會掉很多的毛髮，早晨起床時枕頭上面也不再有落髮。

有這樣的結果，我非常的高興，更增強了我塗抹薑精的決心，大約一個月後，我發現頭頂以及額頭那些掉落的頭髮又長回來了。以前，我的頭髮從來只有減少沒有增加過，現在陸續的長了出來。看到這樣的結果，我實在是高興的快跳起來！

剛長出來的頭髮很細，但是經過一段時期之後，它們就逐漸的變粗。現在我的頭髮又恢復成像未掉髮之前一樣，甚至連一些白髮也變黑了。

實例二 兩鬢的白髮變黑

距今五年前，我的白頭髮在短時間內急速的增加。以前，只不過在黑髮中摻雜少許的白髮。不知從何時開始，左右兩鬢的白髮變得很明顯，額頭前的頭髮更是全白了，感覺老了許多，眞是讓我心裡不痛快。

其實只要頭髮留長，白髮可能就不會那麼明顯，但是我不喜歡留長頭髮，頭髮最長不會超過十公分，因此白髮非常的醒目。由於白髮一下子增加太多，到理髮店修剪頭髮時，設計師就會勸我染髮。

聽了她們的意見把頭髮染黑，頭髮染黑後，看起來果然舒服多了，我很滿意。

但是這樣的效果只能維持三至四星期，之後頭髮根部又變成白色，這樣反而更難看，比未染髮前顯得更邋遢。

那次以後，只好持續不斷的染髮，因爲只有如此，我才能保有一頭烏黑的頭髮。

經過大約兩年以後，我才聽到一位長輩說「薑精」能夠改善白髮。這位長輩年逾六十歲，但仍擁有一頭烏黑的頭髮，眞叫人不敢相信。

經他說明之後，我才恍然大悟，原本促進血液的循環也有利於頭髮的生長，而薑精更是通血的佼佼者。

我動手做了薑精，使用小瓶裝的方式，把它們一瓶一瓶保存於冰箱的冷藏室裡面。

那時，我每天在頭皮塗抹薑精兩次。一次在早晨梳理頭髮時，另外一次在晚上洗澡後，我每天都在洗澡時，同時也洗頭髮。在使用吹風機吹乾頭髮以後，把薑精直接塗抹於頭皮上面，再使用指腹充分的按摩頭皮。

剛開始時，我很擔心薑的味道會刺激頭皮，使頭皮發癢或者紅腫，但是經過一段時間，才知道我的顧慮是多餘的，因爲薑精並沒有很濃厚的味道，而且一點也不會刺激頭皮。

我持續的使用薑精大約兩個月以後，效果就開始出現了。原來近乎全白的兩鬢逐漸轉爲茶色。頭髮變成茶色以後，因爲顏色比較接近黑色，所以白頭髮就不很明顯。

因爲白頭髮變成了茶色，我染髮的時間也跟著拉長，在以前，我每兩星期染一次頭髮，如今只要一個月染一次頭髮就可以了。

過了約半年，我的頭髮全部恢復成黑色，我也不再染髮了。因爲頭髮又恢復成黑色，再加上我嫌製作薑精麻煩，所以就停止使用薑精。一個月後，洗髮時我居然又掉了不少頭髮。

我慌張了起來，猜想可能是中斷了薑精的關係，果不其然，當我再重新使用薑精後，頭髮就不再脫落，而且之前落髮的部位又再度的長出新髮。

我才了解到塗抹薑精不僅能夠使白髮轉黑，同時也能夠防止脫髮。所以我就一直使用薑精。

實例三 雙下巴與大餅臉消失

我在學生時代很不喜歡我的雙下巴及大餅臉。

也因爲如此，我不喜歡拍照，偶爾與同學一起拍照時，就會發現自己的臉特別大，和同學們的小臉蛋比起來畫面實在不好看。

我很自卑，一直想改善大餅臉以及雙下巴。

那時，我曾經聽到體育老師說，只要大量的流汗就會使人瘦下來，所以我時常選擇一些比較激烈的運動，好讓自己能大量的流汗。又時常在沐浴時使用可以瘦臉的面膜敷臉，但是這種種的努力只是白費力氣，根本就改善不了大餅臉與雙下巴。

高職畢業後我到一家公司上班。老闆規定女職員必須化粧，我當然也不能避免。

但是每次照鏡子時，心裡就覺得難過，想著要如何改善大餅臉與雙下巴。尤其是看到瓜子臉的女孩子時，我都會很羨慕。

可能是「皇天不負苦心人」吧？後來我們公司來了一位女營業員。她是跑外務的人員，照理說，她的小腿應該比較肥壯才對，但她的腿部卻很修長，實在不像是勞動一雙腿的人。

我認爲她可能有什麼「撇步」，就放膽的請教她。

她的回答讓我非常意外，原來她沒有節食，也沒有做什麼健康操，只是使用薑精按摩腿！

這個消息對我來說非常的新奇，不過我並不怎麼相信她的話。但是，如果她說的屬實，薑精確實能夠使她的小腿瘦下來的話，那麼，對我的大餅臉以及雙下巴可能也有效，一想到這點，我就請教她薑精的作法，決心試試看！

我自己動手做了薑精以後，發覺並沒有我想像中那種辣辣的味道，塗抹在皮膚上面只有一陣涼爽的感覺而已，一點也不會覺得刺激。

於是，我就在洗過澡以後，在臉以及頸子，避開眼鼻等部分塗抹薑精，再使用指腹仔細的按摩。

我在臉以及頸子塗抹薑精以後，再用十根手指頭從頸部往上按摩，時間約三、四分鐘。

薑精不會讓人感覺黏黏的，塗抹在臉上很清爽，並且有淡淡的薑的香味。

持續的使用薑精按摩一個月以後，公司裡的幾位女同事對我說：「咦！妳的臉變小了一些。」也許是每天都照好幾次的鏡子，我並沒有感覺到自己的臉有什麼變化。

但是，又有好幾位女同事都對我說：「啊！妳的臉變小了！」已經這麼多人在說了，於是我特別仔細的端詳自己的臉。才發覺臉上的肉確實消失了一些，因爲上眼皮都變薄了。

有了這樣的轉變我很高興，原來周圍的人並非在恭維我，我的臉眞的變小了一些。既然有了不錯的成績，我就再接再厲的使用薑精按摩臉與頸部，期待有更好的效果出現。從此，我就更認眞的打扮自己。

除了對臉產生效果以外，薑精也對其他的部位產生了相當的作用。

我的腳踝一向很乾燥，所以我就將薑精塗抹在腳踝，然後充分的按摩，才兩個星期，腳踝的皮膚就變得很光滑。

薑精實在是太有效了，現在我每天都要使用薑精按摩我的雙手、雙腳，臉和頸子當然就不用說囉！

實例四　魚尾紋不見了

二十五歲那一年，我可以很明顯的感覺到自己的皮膚在老化。我二十二歲結婚，分別在二十三歲及二十五歲生下兩個孩子，孩子出生後，每天爲了育兒忙得團團轉。根本就無暇照料自己的皮膚，所以皮膚才會快速的老化。

那時，我的臉看起來很暗沉，沒有一點朝氣，黑眼圈又很嚴重，看起來就像四十多歲的女人。

可能是因爲連續生了兩個孩子，體質也跟著改變吧？我的額頭、鼻子以及嘴唇周圍變得很油膩，但是這些部位以外卻變得很乾燥，因爲臉上有兩種膚質，所以很難上粧，就算化了粧看起來也很蒼老。

二十七歲時，我的臉似乎老化的更嚴重。那時，嘴唇兩旁已經長出了幾條明顯的皺紋，眼尾也出現了魚尾紋。

爲了遮醜，我開始拚命的往自己臉上塗抹粉底霜，但是粉底霜塗的越厚，只會使皺紋更加明顯而已。

那時，我的皮膚狀況眞是糟透了，並非是我自己在自憐，很多認識我的人時常對我說：「妳什麼地方不舒服？妳看起來很憔悴……。」

甚至我老公也對我說：「妳結婚後變了很多……。」這一句話最傷我的心，讓我常在無人時流下傷心的淚水。

我的女同學幾乎都有漂亮的皮膚，衣著很入時，生活得很快樂，唯獨我一個人爲老化的皮膚以及皺紋而煩惱。

我完全失去了自信，再也不敢回娘家，我很在意未婚的妹妹們會笑我：「姊姊，妳結婚後，怎麼老得那麼快呀！」

有一天，我爲了一件重要的事情，不得不去拜訪一位未婚的女同學，我倆都還不到三十歲，但是她看起來仍舊是艷光四射的年輕女人，而我卻已經有些年老色衰。

我那位女同學說：「我的年輕是拜薑精之賜，而並非使用昂貴的化粧品。」聽她這麼說，我並不是很相信。

看到我一臉疑惑，她帶我去看她的母親，她的母親看起來大約五十歲左右，皮膚很好，頭髮仍然很烏黑。不過我的女同學卻說：「我的母親已經六十八歲啦！」我眞的不敢相信。

原來，她們母女都使用薑精保養皮膚，這讓我很心動，自己也做了薑精使用。

為了證明薑精的效果，從那一天起我就停止使用一切的化粧水與乳液，在早晨洗臉後以及夜晚洗澡過後只塗抹薑精。

我在早晚洗淨臉後，將薑精塗抹整個臉，但要小心別滴入眼睛裡，再使用指腹輕輕的由下往上按摩。薑精剛塗上去時會有一股濃郁的味道，但是很快的就會消失。

使用薑精一星期後，我的皮膚就變得水嫩，很有彈性。對於這樣的變化我很意外，做夢也想不到效果如此的快速。

持續使用薑精兩個月後，我的黑眼圈已經消失了，氣色也變好了，臉色具有光澤而紅潤。

站在明亮處的鏡子前仔細的端詳自己的臉，這才發現，魚尾紋以及嘴角的小皺紋都不見了。

以前我聽說皺紋只要出現，就不可能會消失，想不到塗抹薑精以後，竟然能夠使它們消失。

使用了薑精以後，我的膚質獲得很大的改善，整個臉孔看起來很光滑、明亮，現在，我又擁有年輕、漂亮的皮膚。

持續使用半年以後，以前那些惱人的問題，都離我遠去，現在我的皮膚狀況非常好。我又再度恢復自信。

現在，我不會避開人多的場合，反而會積極的參與各種聚會。

●味噌薑療法——使用嫩薑

味噌加薑能提高抗氧化力，所以能夠改善血行、關節痛、過敏性體質。

自古以來，薑在我們生活飲食上不但扮演著重要的角色，同時也是一種的藥用蔬菜。

在日常的烹調上，薑能消除肉類、魚類等的腥味。我們吃生魚片時，時常會伴著薑一起吃，是因爲薑具有強大的殺菌作用，能殺死生魚肉中的寄生蟲。

薑被當成藥物使用已經有很長的一段時間了，《神農本草經》記載著薑具有治好胃腸的疾病以及消除病痛的功效。

薑含有鉀、鈣、磷、鋅等成分，其中尤以薑油這種成分最受到注目，因爲薑油能緩和食物中毒的症狀。而且薑油能使全身的血液循環順暢，就連手腳的末梢神經也都能使其循環順暢，所以能消除頭痛、肩膀酸痛、生理痛以及因體質寒冷所引起的頻尿、水腫。

不過，薑油有一個缺點，就是容易被高熱所破壞，也容易氧化。所幸薑尚有另一種成分薑香素可以代替。

薑香素也是薑的精油成分，薑所以會散發出特有的香味就是因爲薑香素的緣故。它的作用與薑油相同，能使身體暖和，不過它不怕高熱與氧化。

薑香素具有鎮痛、消腫的消炎作用，所以對於改善風濕病、關節炎、神經痛都很有效。而且薑香素還能刺激食欲。

使血液潔淨，防止血管淤塞

薑所具備的各種作用之中，最爲傑出的是抗氧化作用。所謂的抗氧化作用，就是指抑制自由基的作用。而自由基是導致癌症、動脈硬化以及老化的原因。

動脈硬化到了某程度，會導致腦梗塞、心肌梗塞等危及性命的疾病。

薑因爲具有強大的抗氧化作用，所以能夠防止血液中膽固醇氧化，使血液變得潔淨，防止動脈硬化。

薑也具有健胃及鎮吐作用。對於因爲吃得太多而使胃不舒服或是因爲喝醉而噁心想吐，可以吃些薑緩解症狀。若是因爲腹部

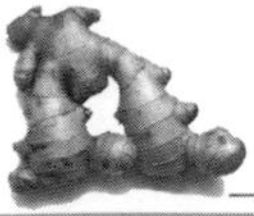

受寒而引起的下痢，吃些薑也不失爲好辦法。

味噌醃薑，抗氧化力與整腸作用倍增

爲了使薑的藥效增強，可以用味增來醃薑。使用味噌醃薑能減輕薑的辛辣味，吃起來味道更好。再加上味噌也具有抗氧化的作用，所以味噌薑在抗氧化作用方面效果更好。

味噌是一種發酵食品，能夠使腸內的乳酸菌增加，讓排便通暢。

薑雖然含有豐富的食物纖維，但一次不宜吃太多。所以單獨食用薑，對於改善腸內環境以及便秘的效力並不大。

但是，若食用味噌醃薑，味噌能補足薑的不足，而使得效果加倍，並能在短時間內見效。

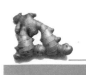

味噌所含有的大豆異黃酮能助長抗氧化物質的作用

多吃味噌能使身體健康，因爲其具有抗氧化作用，也就是可以防止體內細胞被自由基傷害的作用。

味噌原料中的大豆異黃酮成分，具有抑制癌細胞以及防止血中脂肪氧化的作用。

味噌是利用大豆與麴製成的發酵食品，多吃能增加腸內的益菌，使排便順暢。一旦腸內環境變好，就可以預防大腸癌的發生，並且能夠使皮膚狀況變好。

大豆含有使皮膚發炎的過敏原——蛋白質。但是因味噌是發酵過的食品，所以蛋白質已被分解，對於有過敏症的人來說，不會有類似吃肉、魚的過敏反應。

每天吃約二十公克的味噌薑對一天所需已經足夠，不須要吃太多。

吃味噌薑約十五分鐘後，身體就會感覺很暖和。由於薑的保暖時間很長，吃下味噌薑以後身體可以維持三至四個小時的溫暖。

若有正因爲畏寒症而晚上睡不著覺的人，在晚餐時吃兩至三片味噌薑，四肢末梢就會很溫暖，身體不冰冷就能一覺到天亮。

如果不是寒性體質的人，吃味噌薑就不受到時間的限制，只要每天持續的吃，不要間斷就好。

一、味噌薑的作法

材料

嫩薑　一個

味噌（沒有添加物）　適量

作法

①用清水洗淨薑，去掉污物，如果有腐爛之處則挖掉。

②連皮把薑切成大約一公分的厚度。如果很在意外觀的話，則可以削掉外皮。

③把切好的薑片放置在舊報紙上，在太陽下曬一天。

④使用比較深的密閉容器，先放入一層味噌，再放入薑片，最後再放入一層味噌，一直到淹蓋薑片爲止。

⑤再於最上層鋪上一張保鮮膜。醃一星期就可以吃。

⑥吃味噌薑，可以先把沾在薑上的味噌洗掉。每天吃大約二十公克就夠了。可分成兩至三次吃。吃飯時當成佐料最理想，也可以在喝茶時吃。

二、關於味噌薑的一些問題

問：什麼人不能吃味噌薑呢？

答：基本上來說，任何人都可以吃味噌薑。不過，有腎臟病或是糖尿病而正在接受飲食治療的人或是有痔瘡的人，不妨跟醫生說明以後，再決定是否食用。

問：味噌薑能夠保存多久呢？

答：味噌薑的醃漬時間各有不同。短的只醃漬兩至三天，長的有醃漬數個月之久。長時間醃漬者可以保存一、兩年。如果只是短時間醃漬的味噌薑，即使放在冰箱的冷藏室也只能保存一星期，所以應該要在保存期限內吃完。

問：味噌薑只能夠使用嫩薑醃漬嗎？

答：薑可分成嫩薑與老薑。這兩種薑各有優缺點。嫩薑的辣味與纖維都比較少，容易入口。不過水分較多，若與味噌一起醃漬，容易產生較多的水分，這是缺點；老薑的纖維比嫩薑多，水分的含量少，吃起來辣味強烈，很難一次吃很多，醃漬的時間也必須延長一些。所以你可以根據自己的需要，選擇老薑或嫩薑。

問：吃過量的味噌薑會帶來病痛嗎？

答：如果在一般常識範圍內，吃多一些味噌薑也不會帶來病痛或副作用。不過話又說回來，如果是高血壓患者則必須注意鹽分的控制，不妨在吃味噌薑時也喝一杯水。

三、吃味噌薑改善疾病的實例

實例一　眼睛疲勞及肩膀酸痛消失

距今一年前我開始吃味噌薑。因為我看到一本醫藥刊物報導過「吃味噌薑能夠活血，強化筋骨。」我覺得裡面所講的功效很適合我，於是動手做起了味噌薑。

我因為工作的需要，幾乎一整天都必須盯著電腦看。所以眼睛總是覺得很疲倦。

長時間盯著電腦螢幕看，感覺連眼睛深處也痛了起來，連帶的頭也會痛，甚至會嘔吐。

可能是因爲坐姿不良的關係，肩膀酸痛已經跟隨我好多年。所以我迫不及待的做起了味噌薑，我使用嫩薑來醃製。因爲我不太敢吃辣的東西，我想嫩薑吃起來應該比較可口。

每當肩膀酸痛時，我都會取出兩至三片的味噌薑，切成細片，放入嘴裡咀嚼，再喝半杯的茶水。剛開始我把味噌薑當成藥物，所以每一次吃的量都很少，而且只有頭痛、肩膀酸痛時才吃。

可能是我吃的量實在太少而且沒有每天吃的關係，我的病痛並沒有任何的改善。所以，我就改成每天吃二至三次，吃飯的同時也吃味噌薑。

改變味噌薑的吃法以後，我的第一個感覺是排尿的次數增加。以前我的排尿次數比較少，而且每一次上完後，還有餘尿感。

說來很奇怪，隨著排尿情形的改善，我那頑固的頭痛、肩膀酸痛就逐漸的減輕，也變得不容易感冒。

因爲我是寒性體質，所以手腳總是很冰冷，每次寒流來我就得穿上兩雙襪子。現在我的身體變暖和，已經不像以前那樣怕冷了。

實例二 十幾年的膝蓋痛消失

我擔任鼓手已經三十多年了，雖然現在年過半百，不過我仍然老當益壯，打起鼓來虎虎生風，我想這是長久吃味噌薑的關係。

從二十多歲時我就開始吃我老婆醃漬的薑，不過都只是想到才偶爾吃一次。

一直到十多年以前，味噌薑才成爲我維持體力的根本。

那時，我已經開始到國外打鼓，可是我吃不慣國外的食物，所以每天都會吃一頓米飯。

打鼓的時候必須用盡全身的力氣，所以只要肚子餓就辦不了事情。外國人常吃的麵包總給人一種吃不飽的感覺，所以打鼓時我常有使不出力氣的感覺。

吃米飯要有配菜，但在外國並沒有適合米飯的配菜。所以我就會帶些鹹魚，吃飯時就烤些鹹魚配飯，但是烤鹹魚的味道很重，那些外國人一個個都露出嫌惡的表情，只好改吃自己醃漬的味噌薑。

味噌薑可以保存一段時間，對身體健康又很有好處，又能防止食物中毒，所以我就「吃定」了它。

在國內吃味噌薑時，只是覺得就是一般的醃漬物，但是在外國吃就不同了，會覺得特別的可口。

偶爾吃麵包時，也會試著在裡面夾一些味噌薑，想不到居然非常的好吃。從那次以後，不但我吃麵包夾味噌薑，我的一些同事也學起了這種吃法。

就這樣，我再也不能不吃味噌薑，每天都非吃兩到三次不可，而每一次總要吃五、六片。

因爲我吃味噌薑的量相當多，所以每年到了薑的採收期，都要從產地購買很多的嫩薑，再使用大量的味噌醃漬。

嫩薑在醃漬前必須洗乾淨，再放在太陽下曬三天。充分的曬乾後，在醃漬的過程中就不會產生多餘的水分。而且，我醃漬薑的時間相當的長，差不多需要兩到三個月。

痛了十多年的膝蓋痊癒

大約吃了一年的味噌薑以後，我突然發現我痛了十多年的膝蓋居然好了。

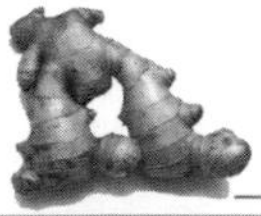

我很喜歡溜冰。十多年前，有一次很不幸的摔了一跤，傷到右膝蓋。從此以後每年到了冬季，膝蓋就會隱隱作痛，而且一年比一年嚴重，有時連走路也會感到困難。

想不到，這麼嚴重的膝蓋痛竟然也能不藥而癒。日後才聽到人家說，薑對於改善骨關節的疼痛很有效，這才恍然大悟，原來是味噌薑救了我。

吃味噌薑也能促進血液循環。

每次我在打鼓時，總要站立打二十分鐘以上。所以打完鼓以後，肩膀都會很酸痛。

肩膀酸痛時，只要吃幾片味噌薑，沒多久肩膀的酸痛就會消失，再也不會把酸痛拖到隔天。

實例三　消除倦怠感以及食物中毒

我認爲我們一家人能夠健康而愉快的生活，都是味噌薑的功勞。我們家一直在經營製造及賣味噌的工作，這是相當忙碌的工作。不幸的是，三年前我老公意外亡故。從此以後，我就得接下老公留下來的小公司，又得做一名專業主婦，生活忙得團團轉。

因爲身兼兩職，所以一定要有健康的身體，所以我在健康管理上花了很多的心力。

每天三餐，我們家都會吃味噌，也會吃很多用味噌醃漬的食品。

很多人都覺得醃漬食品會有過量的鹽分。不過，味噌醃漬的食品可說是例外。

味噌的原料大豆，因爲具有降血壓的作用。所以，我們一家人所吃的蔬菜都會經過醃漬，就連我高齡的婆婆也不例外。

每一種蔬菜我都拿來作成醃漬物，像蘿蔔、茄子。不過，我認爲薑用味噌來醃漬是最理想的。

我使用嫩薑做味噌薑。嫩薑在春天就會上市，所以在梅雨季，我們吃味噌薑吃得很勤。

梅雨季節，因爲濕氣太重的關係，總是讓人不舒服，整天都懶洋洋的。雖然如此工作還是要做，但是倦怠感一直如影隨形，實在很難受。

我的腳本來就不太健康，走路稍感吃力。每年的梅雨季，不僅一雙腳感到無力，甚至骨關節也會痛起來。

只要碰到腳不舒服時，吃三到四片味噌薑，身體的疲倦與疼痛就會快速的消失，也能刺激食欲。而且，薑有很強的殺菌效果，所以能防止食物中毒。

到了冬天也不會寒冷

我做味噌薑的方法很簡單，我用味噌鋪一層底，再放上一層切片的嫩薑，最後在最上層鋪一些味噌就行了。

因爲嫩薑含有較多的水分，如果未經曝曬就醃漬的話，嫩薑所含有的水分就會把味噌弄成稀泥。

切成薄片的薑只要放在陽光下曝曬一下就夠了。經過處理的嫩薑，就算只醃漬一天也可以吃。薑的辛辣加上味噌的芳香，對於促進食欲很有幫助。

在潮濕的梅雨季節裡，最好不要吃太多生菜沙拉，應該多吃用火炒過的蔬菜，以及味噌醃漬的蔬菜。

吃下味噌薑以後，身體會覺得很暖和，這是一樣對女性健康很有幫助的食品，因爲它可以改善寒性體質，讓身體溫暖。

實例四　能夠走路一個小時以上

距今約五年前，我在如廁時蹲下來，左膝蓋突然一陣疼痛。這是以前不曾有過的現象，當時我嚇了一大跳！

我到醫院接受檢查時，醫生說：「妳罹患了關節炎。」那時候並沒有很疼痛，但自從去參加一次的進香旅行以後，膝蓋的疼痛就開始惡化，變成很嚴重的疼痛，到後來必須依靠拐杖才能走路。因爲行動不便我開始覺得人生乏味。

我前後到好幾家醫院接受治療，並吃了很多的藥，但始終沒有效果。有一天，醫生說我必須開刀治療，否則後果不堪設想。

醫生跟我提過很多次開刀的事情，因爲我害怕動手術，所以一直拒絕，同時也開始思考應該如何治療自己的膝蓋。

剛好那時，我聽到一位老阿嬤提起吃味噌薑能夠治好關節酸痛的事情。聽過之後我有點動心，但並沒有完全的相信。因爲那時，我爲了治療膝蓋不知已試過多少的藥物，但始終不見成效。

我不想再一次的失望，所以並不想嘗試。但是我老公一直鼓勵我，他甚至已經動手爲我做好了味噌薑。

不忍拂逆老公的好意，在不十分情願下，我每天吃大約二十公克的味噌薑，分成兩次吃。每一次大約吃十公克。我將味噌薑切成極細的小片，加入米飯裡拌均食用。

味噌薑拌飯的吃法，非常的可口，每天吃也不會覺得膩。

我很喜歡味噌薑拌飯，大約持續吃兩個月以後，我左膝的關節慢慢的不痛了，已經服用了很長一段時間，從來不間斷的止痛藥，終於可以不必再吃了。

不僅如此，我又持續的吃了三個月之後，居然可以放下拐杖，在家附近走大約一小時左右。從此以後，我可以自已步行到醫院看病。

我的關節炎還沒有完全痊癒，但是很明顯的，它正日漸的好轉。我已經準備一輩子持續的吃味噌薑了。

實例五 喉嚨不痛了

我從去年夏天就開始吃味噌薑。我是那種只要別人說哪種食物對身體有好處，就會吃的人。因爲我知道「醫食同源」，吃對東西也等於是治療，而且吃的是食物，就算吃錯了也不會有什麼不好的副作用。

我老公有過敏性皮膚炎，我一直很想改善他的體質，所以就試起了味噌薑。

我做味噌薑的方法很簡單。

我在做味噌薑以前，會準備一些空的咖啡罐，用清潔劑洗乾淨，再用熱開水消毒。然後倒放空罐子，使裡面的水完全瀝乾。將切成小片的嫩薑放入。上面添加一層味噌，覆上瓶蓋，放入冰箱裡面，待三、四天以後就可以食用。

由於嫩薑所釋放出的水分，會使味噌變得稀薄一些。但因爲這些味噌也含有薑的精華成分，所以我會用這些稀釋的味噌烹調菜肴。

我老公吃了味噌薑一段時間，體質似乎改變了，現在就算吃了一些魚肉、竹筍之類的食物，皮膚也不會像以前一樣的紅腫或是發癢。以前他服用過抗過敏藥，但是效果並不好，現在可能是因爲味噌薑的關係，再服用那些抗過敏藥，效果居然變得很好。

我屬於寒性體質，時常會感冒流鼻水，而且手腳末梢老是發冷。每次感冒時，喉嚨就會隱隱作痛，就連吞口水也會疼痛。自從吃了味噌薑以後，我的手腳末梢就開始溫暖起來。感冒時也只是流極少量的鼻水，喉嚨也不會那麼疼痛。

我跟老公的健康都有了大幅的改善。現在我已經很少感冒了，就算偶爾輕微的感冒，也會很快的好起來。

我老公的過敏症也獲得改善，在以前他根本就不敢吃蛋，現在他已經敢吃了，而且完全沒有副作用。

醋薑療法——使用嫩薑

到目前爲此，薑對健康的種種好處已經陸續的被發現。它除了具有保暖、活化筋骨、利尿、止咳化痰的傳統作用之外，還能抗癌。而我們日常所使用的醋，就是引出薑藥效最理想的調味料。

市面上有很多使用薑製成的食品，像是薑餅、薑汁巧克力等都是。

相信很多人都吃過薑糖以及薑茶吧？其實薑與甜食搭配是最理想的。從好幾千年以前，薑就一直被當成藥物。最近根據最先進的醫學實驗得知，薑對於可怕的癌症也能發揮藥效。

美國的研究人員發表的抗癌食品裡面，薑就占了第一把交椅。根據該研究所的實驗得知，薑能抗癌是因爲它的辛辣成分——薑油以及薑香素的緣故。

薑獨特的辛辣成分以及精油成分，能預防血栓的形成，保持血液的乾淨，還能分解脂肪，兼具鎮痛效果。

醋能使薑的刺激緩和，保護胃部

薑是一種很刺激的食物，胃弱的人吃，有時難免會傷胃，不過，只要使用醋醃漬薑，它的刺激力就會大幅緩和，避免胃受到傷害。

醋能夠在不損及薑本身的藥效之下，以完全不刺激的方式，引出薑的藥效，比起單獨吃薑，效果要強上好幾倍。對薑來說，醋是最爲理想的伴侶。

提起薑和醋，大家一定會想到壽司的醋薑。它是吃壽司時必備之物，具有強大的殺菌作用。

以前，很難吃到新鮮的海鮮，又沒有現在的冷凍設備。因爲害怕海鮮的細菌會傷害到人體，所以吃壽司或生魚片時，必須同

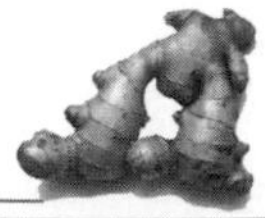

時吃醋薑。

雖然說吃醋薑對健康很有幫助，但是也不宜一次吃太多，必須適量。

一、醋薑飲料的作法

材料

醋（黑醋或者蘋果醋等）	五十CC
薑（使用嫩薑）	兩～三片
水	一百五十CC
蜂蜜	少許

作法

①薑的外皮削與不削都可以，使用擦菜板磨成泥狀。

②五十CC的醋用水稀釋。怕酸的人可以再增加一些水。

③把磨成泥狀的薑加入，均勻攪拌。

④最後加入蜂蜜就可以了。

⑤也可以加入一些檸檬汁。如此就成了一杯的醋薑飲料。

二、醋薑的作法

材料

嫩薑　三百公克

醋（水果醋、米醋都可以，別使用合成醋）　適量

砂糖（或蜂蜜）　三～四大匙

鹽　一小匙

水　一百五十CC

作法

①嫩薑必須洗乾淨。削不削外皮皆可，沿著嫩薑的纖維切，最

好薄一些。

②切好薑以後，浸水十分鐘。

③把醋、水、砂糖、鹽放入鍋裡，攪拌到完全溶解爲止，再打開爐火，用弱火煮到沸騰就可以熄掉爐火。

④把浸過水的薑片，取出來瀝乾水分，再放入密閉容器裡面。

⑤待③完全冷卻之後，再倒入④裡面。

⑥如此就做成了醋薑。製成的醋薑只要放入冰箱的冷藏室就可以保存半年左右。每天吃二十公克左右。

⑦醋薑的液體也可以飲用，喝時不妨多加水。

三、有關醋薑的一些問題

問：我做過醋薑飲料，不過很難喝……。

答：爲了解決這個問題，不妨加入砂糖，或者一些果汁，放入冰箱冰涼以後再飲用，將會變得更好喝。

問：在做醋薑以前，薑的外皮不削掉行嗎？

答：因爲薑的營養成分集中於接近外皮的部分，所以最好別削掉。如果很在意薑外皮的話，那就削掉也無妨。

問：醋以及薑應該如何選擇呢？

答：利用老薑也可以做醋薑，只是老薑所含的食物纖維比較多，吃起來口感沒有嫩薑好，而且也太辣了一些，所以使用嫩薑比較理想。

至於醋方面，如果要做醋薑的話，最好使用不容易變色的米醋。如果是做醋薑飲料的話，使用任何的醋都可以，但是別用合成醋。

問：什麼人不能吃醋薑呢？

答：醋以及薑都是食物，所以不管任何人都可以吃。在一般情形之下，如果單獨吃薑會胃痛的人，若吃醋薑的話，醋能緩和薑的刺激，所以不是問題。

問：每天應該吃多少的醋薑呢？

答：因為醋薑並非藥物，所以沒有什麼特別的限制。一般來說，一天不妨吃四十公克的醋薑。至於醋薑飲料則可以喝二百CC左右。

問：做醋薑所浸出來的液體可以喝嗎？

答：當然可以喝。不過，因為做醋薑時加了不少的砂糖，因此在飲用時不妨使用一些水稀釋。

四、吃醋薑改善疾病的實例

實例一　血壓、膽固醇值都正常

我的故鄉產薑，遠在半世紀以前就以薑馳名。而且，我們所種植的薑是屬於較大的品種。每年一到五、六月都要忙著採收。而且收成的薑不經過加工，就被運到各地販賣。

顧客一般都會挑選外形完整又漂亮的嫩薑，所以那些斷掉的、不完整的薑，我們都留下來自己吃。

我們每天都吃不少的嫩薑。除了做醋薑外，也做薑糖，用來油炸，或者與其他的蔬菜製成醃製品。

製作醋薑必須準備的材料有五百公克的嫩薑，一杯半的砂糖，米醋兩大杯，鹽二十公克。

首先，洗淨嫩薑，再把它們切成薄片，撒上鹽巴，充分的揉搓以後，放置水裡一到兩個小時。

再用砂糖、醋製成醋糖水，加熱沸騰後，放置一旁冷卻。

把浸水的薑片撈起來，絞乾水分，再放入醋糖水裡。這樣就大功告成。接著放在冰箱冷藏室裡面，經過兩到三天後就可以吃。

遇到嫩薑的採收期，我們就會一口氣做很多的醋薑，這樣的量都可以一直吃到翌年的採收期爲止，所以家鄉裡的每一個人整年都在吃醋薑，一天也不曾錯過。

什麼是更年期障礙呀？

我已經吃了整整三十年的醋薑，可能是因爲長年都在吃薑的關係吧？我從不曾感冒。

有時稍爲受點風寒，喉嚨不舒服時，只要多吃一些醋薑很快便能痊癒。

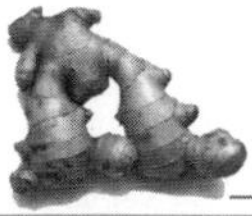

多年來，跟我同一輩的人很多都患有高血壓、高膽固醇這些毛病，有些人甚至罹患了糖尿病，但是這些症狀我都沒有，血壓與膽固醇值一直都很正常，血糖值也在正常範圍內。

超過五十歲的婦女有不少人有所謂的更年期障礙，但是我們這一帶的婦女並沒有這種症狀，我猜這一定是每天吃醋薑的結果。

薑具有溫熱人體的作用，能促進排汗，因此，到了夏天很多人不敢吃薑。事實上，在夏天裡更應該多吃一些薑。因爲吃薑能夠促進新陳代謝，防止夏日容易產生的倦怠，只要每天都吃就能夠獲得效果。

實例二　生產後的痔瘡與鼻炎都消失

我在兩年前生了第一個孩子。在懷孕前我的體重爲四十七公斤，到了臨盆前體重居然達到七十公斤，整整增加了二十三公斤！可能是太胖的關係，那一次的生產很不順，現在想來還很害怕。

在生產後半年，我開始減肥，兩個月內就減輕了十公斤。因爲有了這一次的經驗，當我懷第二胎時，很注意飲食以及生活方式。

還好，這一次我在懷孕期間只胖了五公斤，臨盆前只有五十公斤。生產後八個月的現在爲五十四公斤，我的身高爲一五五公分，所以我想應該再減掉一些體重。

因爲我的第一個孩子不喜歡吃母奶，所以我比較有時間減肥。但是第二個孩子卻喜歡吃母奶。一想到我吃的東西最後會變成小孩子的營養來源，我就不敢隨便減肥。

不知道是不是孩子吃母奶的關係，我覺得體內的水分流失了很多，因而導致便秘。

那時，我就在想，是否有不會影響母乳分泌的減肥方法。

痔瘡不再出血，鼻炎也改善了

距今兩、三個月前，我爲了減肥，開始喝一種減肥美容飲料。喝了一段時間後，我的便秘似乎稍爲有改善，但是肚子還是會脹痛。

生完第一個孩子以後，我竟然長了痔瘡。每次上大號時肛門就會流血。喝了那種美容飲料後，便秘是改善些，排便的次數也多了些，但是痔瘡仍然沒有好，肛門一直在流血。

一直到今年初吃了醋薑，不但排便的次數增加，就連痔瘡也不再出血了！

不但如此，吃醋薑竟然也治好了花粉症，每年的三月到六月，我都會不停的流鼻水、打噴嚏，一直使用點鼻藥水。想不到吃醋薑才沒多久，我就不必使用點鼻藥水了。

關於減肥，雖然還沒有很大的效果，但是我知道，只要不再便秘，腸道的功能恢復，就能在健康的狀況之下減輕體重。

實例三 慢性關節痛獲得很大的改善

我經營一家小型的傳播公司。在最近這幾年，我一個人忙裡忙外，就連坐下來好好休息的時間也沒有。而且每星期至少要熬夜兩、三天。回到家時通常已過了凌晨一點。

這樣的生活方式，對我的身體想必是很大的負擔。在兩年前的五月底，我正在電腦前處理一些工作時，手腕的關節突然感到一陣疼痛。

那一天已經是深夜了。我想可能是體力透支的關係，所以並不很在意，想不到一個星期後，手腕關節的疼痛仍然存在。

那時，我曾經到醫院求診，但是醫生並沒有找出原因。所以經過一小段日子以後，居然連腳掌、膝蓋等部位也都疼痛起來。

我只要走幾步路，手腳的關節就會劇痛。不久後，就連肩膀、手肘、手指等全身的關節都痛了起來，連電腦的滑鼠也抓不住了。

半年以後，我才知道自己罹患了慢性關節痛。

根據醫生的說法，過度的疲勞，以及累積了焦躁與緊張之後，很容易患關節痛。以我來說，一定是勞累過度才傷到了身體。

既然知道了自己的病因，只好聽從醫生的勸告，接受他的治療。但是既然要接受他的治療，就必須服用類固醇的藥物。我曾經聽說過，服用類固醇會有副作用，所以我有一點害怕，內心裡一直想著，是否有辦法減少服用類固醇的量呢？

工作再忙碌，關節也不會如往日的疼痛

不久後，有一位跟我熟識的節目主持人勸我吃醋薑。他說以前他也曾有過類似的症狀，不過吃了一段時間的醋薑後，症狀獲得很大的改善。

聽他這麼說，有一個念頭在我的腦海中產生。我認爲只要關節痛能夠減輕一些，我就可以減少類固醇的服用量，那副作用就會減少一些，於是我就吃起了醋薑。

我在早晚各吃大約二十公克，如果關節痛比較嚴重時則多吃一些，或者在早午晚各吃一次。

剛開始吃醋薑不久，並沒有很明顯的效果，一直到三個月後，我開始覺得身體變得輕鬆很多。

再經過兩個月，全身關節的疼痛緩和了很多。

工作很忙碌時，雖然有時還會感到痛，但都能在很短的時間內消失。

我認爲慢性關節痛已經快好了，所以暫時停止吃醋薑。誰知在我停止吃之後沒多久，我的關節痛又復發，疼痛得讓人受不了！我只好再開始每天吃大約四十公克的醋薑，全身的關節才不會疼痛。我不得不承認醋薑的藥效。

現在，我每天都吃醋薑。

同時，我也服用類固醇。不過服用的量比以前少很多，所以我不再擔心副作用這個問題。

所謂的關節痛，是指一種免疫系統異常所引起的疾病。薑能提高免疫力，又能消除關節疼痛。所以對罹患關節痛的人來說幫助很大。

實例四　臉部皮膚變好了

我是一名節目主持人，除了電視台的固定節目以外，有時候還會主持一些晚會或是記者會之類的節目，所以在三十歲以前生活一直過得不是很規律。

有時候一早就要到會場地點報到，而且也常常錄影到翌日清晨。這種情形想要有充足的睡眠，實在是很困難的一件事。有時回到家實在很想睡覺，就會懶得卸粧，直接鑽入棉被裡睡覺。

我很容易長面皰，只要身體有狀況，皮膚也容易變得粗糙，遇到睡眠不足時這些情況更是明顯。

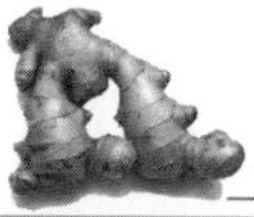

所以，我對於化粧品非常的挑剔。爲了使用最好、最高級的化粧品，再貴也不會心疼。但是這些化粧品卻不能讓我的皮膚變得更好。

我們家族有容易罹癌的體質遺傳。很多血親因爲癌症而死亡。所以，我向來很注意自己的健康，時常購買健康食品吃。

直到一年前，我才知道醋薑飲料對健康有很大的幫助，所以我就決定試試。

喝醋薑飲料，可以同時攝取到醋與薑的營養，對健康很有幫助，所以我就動手做起醋薑飲料。

我以爲使用多一點的材料，藥效一定更強大，所以我就自爲是的用了很多的薑和醋。

但是，喝了以後，發覺「很不好喝！」一種飲料就算對健康再有幫助，一旦不好喝，就沒辦法吸引人持續的喝下去。可是現在放棄，又不甘心。

我在醋薑飲料裡加入砂糖，或者橘子汁。試了添加很多東西進去的結果，發現加入碳酸飲料最好喝。雖然加入碳酸飲料，醋薑飲料的熱量會增加，但是卻比較順口。

如果做到這種程度還是很難喝，那不妨把加入碳酸飲料的醋薑飲料放入冰箱裡冰涼。醋及薑的刺激就會比較緩和，比較容易入口，連小孩也敢喝。

三天後改善便秘

我在早晚餐前各喝一杯（約一百五十CC）的醋薑飲料。僅僅經過三天，就改善便秘的困擾。在這以前，我每隔三天才上一次大號，現在我已能每天按時的上一次大號。

我的血壓比較低，早晨起床是很困難的。想不到在喝醋薑飲料半個月後，早晨只要鬧鐘一響，我就可以立刻起床，不會像以前那樣拖拖拉拉的。

因爲我很容易長面皰，臉部容易出油，所以也很容易脫粧，通常在我化完粧沒多久，鼻翼旁就會浮出一層油。自從喝了醋薑飲料，這個問題也不存在。

可能是新陳代謝加快了，體內的老舊廢物被排掉，便秘也消失，所以膚質變好了，臉上的化粧品再也不容易脫落。

前後只有短短的幾個月，我的一切煩惱都獲得解決，所以我很感謝醋薑飲料。

實例五　股關節不再疼痛

我在五年前喪夫，這以後的日子過得很孤單。爲了早日忘懷老公，我拚命的工作。

在那一段日子裡，我全年無休，每天都過得很忙碌。那時的身體狀況還算不錯，幾乎沒有生過病，對此也頗爲自傲。

但其實我可能早就傷害到自己而不自知，在那段全年無休、忙碌工作的日子裡，身體可能已經不堪負荷，因爲我的左股關節開始疼痛了起來。

剛開始時，我並不在意，認爲應該會很快就好起來。想不到沒那麼簡單，疼痛愈來愈嚴重。尤其是坐下來想站立時，都會疼痛得很厲害。所以，沒什麼事情，我不太敢移動身體。

只要走一步路股關節就會痛，再加上我不敢把體重放在左腿上面，只能依靠一根手杖緩慢的走路。

這種情形，也無法再工作了，只能每天窩在家裡。

那時我也去看過醫生，但是醫生只是給了一些止痛劑，不能根本地解決問題。

醫生還說疼痛再加劇的話，就只能開刀解決。我想股關節可能再也好不了啦！心裡覺得很難過。

股關節再也不痛了

一直到去年的三月，聽人說有關醋薑的事情。雖然並非很相信，但我沒有辦法了，在不抱很大期望之下，自己動手做醋薑，試著吃看看。

在最初的一、兩個月效果並不明顯。不過我很有耐心，因爲我覺得股關節一定會緩慢的好起來，所以並沒有間斷，仍然持續的喝。

到了三個月時，我的股關節眞的感到好受了一些。到了五個月以後，本來站立和坐下時都會感到疼痛，現在幾乎感受不到了。

再經過一個月，股關節不再疼痛，眞叫人驚訝！

本來外出時非攜帶不可的手杖現在也不用了，走路變成一件很快樂的事。

現在，股關節已經完全不會痛了。在前院拔雜草的工作，對股關節來說是很大的負擔，在以前我是絕對做不來的，現在已經能夠輕易的做到。

當然啦，因爲擔心股關節疼痛再度復發，至今我仍然每天都吃四十公克的醋薑。同時，爲了不使關節僵硬，我時常將爬樓梯當成運動，每天努力的做。

我已經超過六十歲，不再從事太勞心勞力的工作，現在時常跟同輩的朋友到處旅行，好好的享受人生。

實例六　解決了超低血壓的煩惱

在去年夏天，我嚴重的損害了身體健康。我本來的血壓就偏

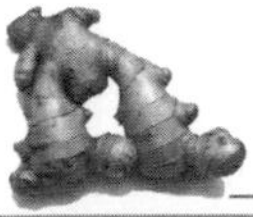

低（收縮壓只有九十，舒張壓則只有五十），而在去年的夏天卻降到收縮壓只有七十五。爲此，每天早上我必須很早就到醫院打點滴，好使血壓能夠上升，然後再到公司上班。

我的工作很繁重，工作時間從上午八點半到下午八點，整整將近十二個小時之久。回到家也不能閒著，因爲有一大堆的家事等著我去做。就是因爲過度勞動，沒有適度的休息，才傷了身體。

我早晨起床時體溫只有三十五度。所以我起床時必須以緩慢的動作從床上爬起來，否則的話，心臟就會亂跳，一整天都會很不舒服。

一直到三年前結婚爲止，我極少吃大蒜以及薑之類的調味品，最近我聽到一些同事提起，吃一些大蒜以及薑對健康很有好處，於是我就開始利用一些大蒜、薑烹調菜肴，結果呢？眞的比較少感冒。

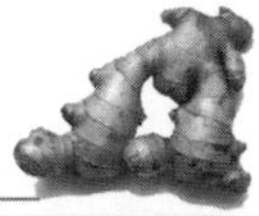

同時，也感覺身體的狀況似乎好一些。

而我開始吃醋薑以後，眞的不再像以前那樣怕冷了。從前我的手腳末梢會很冰冷，現在都不會。也許是血液循環改善了，最近，我已經不再爲低血壓而煩惱。

以往由於低血壓的關係，我很的怕冷。除了夏天，其餘的季節手腳都是冰冷的，晚上不易入睡。這些症狀在我吃了醋薑以後全都解決了。

最值得大書特書的一件事情，就是我擺脫了長年的便秘。

在二十五歲以前，我平均五天上一次大號，所以不得不服用軟便劑。想不到吃醋薑以後，每一天都能上一次大號，再也沒有便秘的煩惱。

我不喜歡吃酸的東西，吃醋薑時，都要加入一些蜂蜜，想不到如此也能發生藥效。

實例七 改善懷孕期的便秘

想不到，便秘在懷孕時會變嚴重。我本來就有便秘，不過在懷孕後，居然更嚴重了。在那一段時期，一星期不排便是家常便飯。

由於肚裡懷著胎兒，我不敢隨便亂吃軟便劑，只好到婦產科醫院請醫生開藥。

後來孩子出生了，現在已經五個月大了，可是我的便秘仍然沒有好轉。我向醫生提起這一件事情時，他說在授乳中別服藥，最好以飲食調理的方式治好便秘。

我正在思索是否有不影響母乳分泌，又能治好便秘的方法時，聽到一位高中時代的女同學說喝醋薑飲料很不錯。

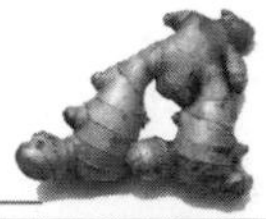

於是我喝起了醋薑飲料，我用冷開水把蘋果醋稀釋三倍，再加入磨成泥狀的薑以及黑砂糖。

每天在早餐以及晚餐前，大約喝一百五十CC的醋薑飲料。有時在午餐後也會喝一杯，每一天大約喝兩、三次。

喝醋薑飲料的效果非常好。大約只喝了一星期，就變成每隔三天上一次大號。在飲用醋薑飲料的期間內我並沒有服用任何的藥物，但是肚子已經不再膨脹，同時排便也很順利。

很可能是血液循環變好的關係，我也不再怕冷了。

從前，到了晚上我的手腳就會變得很冷，如今卻覺得很暖和。

對於醋薑飲料無法接受的人，不妨改爲喝醋薑紅茶。這是在熱紅茶裡加入蘋果醋、薑以及黑砂糖的喝法，不妨試試，也許會有意想不到的結果。

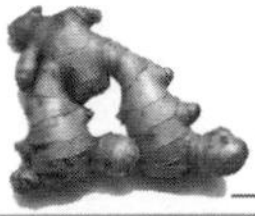

●利用薑的其他療法

一、紫蘇葉加生薑湯

紫蘇葉含有一種鎮靜作用的成分。寒性體質的人，較容易失眠以及神經過敏。因此不妨使用火烤紫蘇葉，讓它能發揮出溫熱身體的最大效用，藉此治好失眠症、神經過敏。

材料

青紫蘇葉　兩片
生薑　一個（約大拇指一般大小）

作法

①使用火烤青紫蘇葉。
②烤到紫蘇葉完全乾燥之後，用手揉碎，再把揉碎的粉末放入

茶杯裡面。

③把生薑磨成泥狀，再利用一塊紗布把薑泥絞出汁來，把大約五CC的薑汁放入②的茶杯裡面。

④最後沖入熱開水（約半杯）。

⑤每天喝兩、三杯。

功效

能夠治好失眠症及神經過敏症。

二、陳皮加生薑湯

陳皮能夠溫熱身體，促進發汗，還具有很優良的鎮嗽以及消痰作用。所謂的「陳皮」是指曬乾的橘子果皮。橘子的果皮以陳年者爲上品，所以有「陳皮」這個名稱。

材料

陳皮　五公克（中藥房有售）

老薑　五公克

黑砂糖　少許

作法

陳皮與老薑都要切成細碎片，再加入大約兩百ＣＣ的水以及黑砂糖。利用弱火熬到水只剩一半爲止，每天服用兩～三次。

功效

能夠治好感冒、支氣管炎，尤其是對於嚴重的咳嗽最爲有效。

三、蔥加生薑湯

蔥所含有的硫化物（二烯丙基硫醚）能夠擴張血管，促進血液循環，並且能夠溫熱身體。除此之外，還能增強精力及白血球

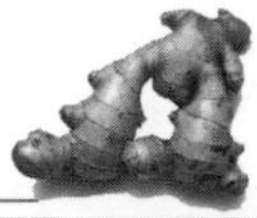

的功能，並且能夠提高免疫力。

材料

蔥　十公克

生薑　十公克（老薑）

作法

①十公克的蔥切成細碎片，放入茶杯裡面。

②老薑使用擦菜板磨成泥狀，再利用紗布絞出薑汁，把大約五CC的生薑汁放入①的茶杯裡面。

③最後倒入半杯的熱開水。

功效

對於寒性體質者的感冒（沒有發高燒，但是有流鼻水、打噴嚏、畏寒以及胃部感到不舒服等的症狀）最爲有效。

四、梅子加生薑湯

梅子和醬油的顏色都很深，又含有不少鹽分，所以都是能溫熱身體的陽性食品。尤其是梅子所含的有機酸具有殺菌作用，能夠消滅腸道裡的有害細菌，發揮出強大的整腸作用。

材料與作法

①一個梅乾放入杯子裡，用筷子搗碎，去掉種子，再把果肉搗碎。

②加入一大匙醬油，充分的攪拌。

③把一塊生薑磨成泥狀，再利用紗布包住薑泥，絞出兩～三滴汁，放入②裡，沖入約一百CC的熱開水，充分的攪拌就可以了。

④每天飲用兩～三次。

功效

感冒、腹痛、食物中毒、消化不良、胃腸虛弱、生理痛、畏寒等都很有效。

五、蓮藕加生薑湯

蓮藕除了能夠溫熱身體以外，它所含有的單寧能消炎、鎮痛。

材料

蓮藕	十公克
生薑	五公克
蜂蜜	適量

作法

①蓮藕與生薑都削掉外皮，再使用擦菜板磨成泥狀。

②將磨成泥狀的蓮藕與薑，用紗布絞出汁。

③把絞出的汁放入杯子裡面。
④再加入蜂蜜，以及沖入約一百CC的熱開水。
⑤一天喝兩～三次。

功效

對於喉嚨痛、吵啞、扁桃腺發炎有效。

六、生薑汁

生薑具有鎮痙攣的作用，所以對於橫隔膜不規則跳動所引起的「打嗝」很有效，對食物中毒的緩解也很有效。

材料與作法

只要使用擦菜板把生薑磨成泥狀，再使用紗布濾出薑汁，就可以飲用。

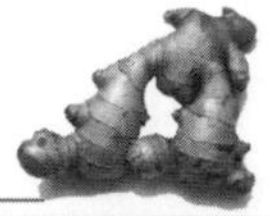

功效

㈠「打嗝」：一口氣喝下約十ＣＣ的生薑汁。一次沒有發生功效時，隔三十分鐘再喝一次。

㈡魚或肉的中毒：一次喝生薑汁十到二十ＣＣ。

㈢聲音沙啞：把等量的薑汁與蓮藕汁加在一起，一次飲用約二十ＣＣ。

㈣早晚各飲用一次。

七、生薑汁加蜂蜜、醋

蜂蜜含有很豐富的維生素、礦物質，而且很容易被人體吸收。對於消除疲勞很有效，同時具有整腸作用。醋含有檸檬酸及多種有機酸，所以能很快的分解人體內的乳酸以及引發疲勞的物質。

材料（十～十五人分）

醋（使用釀造醋）　兩百CC
生薑　一塊（約十五公克）
蜂蜜　兩大匙
蘋果　十二個

作法

①生薑削掉外皮，再切成薄片。
②把①與醋、蜂蜜放入寬口瓶裡，約放置三小時。
③十二個蘋果利用果汁機打成汁。
④把③放入②裡面，充分攪拌後，分成十～十五份。

功效

對消除疲勞增進食欲，胃腸不舒服很有效。

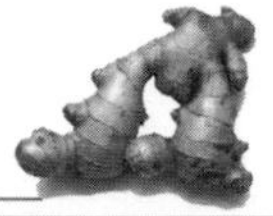

八、烤薑

生薑本來就具有溫熱身體、排除體內毒素的作用。如果把它烤得焦黑的話，它的陽性效能就能增高，溫熱身體的效果更好，並能加倍的促進痰、咳、尿、汗等的排泄。

材料

老薑　一個
蜂蜜　少許

作法

①利用錫箔紙包好薑，放置於烤網上面，利用火烤。
②不要使用大火烤，因爲生薑的香氣會消失，所以最好使用中火烤。
③從錫箔紙取出烤過的薑。

④把烤過的薑切成細片，放入杯子裡面，加入適量的蜂蜜，再沖入一百CC的熱開水，趁熱喝。

功效

化痰、鎮咳。

九、紅棗生薑茶

紅棗爲中藥的主要藥材，用途很廣泛。具有滋養強壯作用。尤其是對肝臟的健康很有幫助。

材料

紅棗　十顆
生薑　約十公克
黑砂糖　五大匙

作法

①把十個紅棗洗乾淨，再拭乾水氣，使用刀子在紅棗上劃一條裂痕。

②生薑切成薄片。

③鍋子裡面放入約一公升的水，再放入①與②，用大火煮沸後，再使用弱火熬半個小時。

④放入五大匙黑砂糖，充分的攪拌。

⑤生薑取出來扔掉。

⑥把上述的紅棗茶倒入茶杯裡，再放入一個紅棗，一邊吃紅棗，一邊喝紅棗茶。

⑦早晚各喝一次。

功效

改善肝臟病，滋養強壯。

十、生薑酒

酒精能夠擴張血管，使血液循環轉好，又能提高全身細胞的代謝，同時能夠促進營養的吸收。尤其是酒對於防止血栓的形成最爲有效，所以只要適度的喝薑酒，就可以預防腦血栓，以及心肌梗塞的發生。

材料

老薑	一百公克
冰糖	一百五十公克
酒	兩公升

作法

①洗淨一百公克的老薑，拭去水氣後，削掉外皮，切成薄片。
（如果留有很多水氣的話，生薑的藥效很難溶入酒裡）。

②把①與冰糖放入玻璃容器裡面，再倒入酒，密封容器口，放置於陰涼處六個月。

③時間到了以後，利用紗布把生薑酒過濾，再放置於陰涼處保存。

④一天飲用一次，就寢前喝二十到三十CC。

喝法

一般都採取直接喝的方式。也可以加入一些冰塊，或者跟其他的酒調配作成雞尾酒。

功效

㈠寒性體質的人飲用，可以收到保暖效果。

㈡在感冒初期，不妨使用熱開水稀釋薑酒，在臨睡前飲用，效果非常好。

㈢胃腸虛弱、胃下垂的人不妨喝生薑酒，很有效。

㈣對於肩膀酸痛、偏頭痛也有效。

㈤生薑酒不能喝太多，否則，很可能會使血壓上升，或者引起肝功能障礙。

十一、清酒加生薑湯

清酒具有溫熱身體的作用。尤其將清酒溫熱以後，或者加入熱開水再飲用的話，對身體的溫熱作用更明顯。

很多的疾病是因爲體溫太低所引起的。正因爲如此，生薑加清酒對溫熱身體的效果更強大，不僅對寒性體質的人很有幫助，也可以用來預防各種疾病。

日本秋田大學醫學院的瀧澤教授實驗證明，清酒中所含的氨基酸種類，對於抑制癌細胞的增生很有效果。

材料

清酒　二十ＣＣ

生薑　約十公克

作法

①把二十ＣＣ清酒放入碗裡。

②把生薑磨成泥狀，再使用紗布過濾，把大約五ＣＣ的薑汁滴入①。

③加入大約三十ＣＣ的熱開水就可以了。

④喝下以後，最好立刻就寢。

功效

此種藥酒對於發高燒、扁桃腺或者關節酸痛，而且會咳嗽的人最有效，不會喝酒的人不能採用這種的方法。

GINGER 3

薑的外用療法

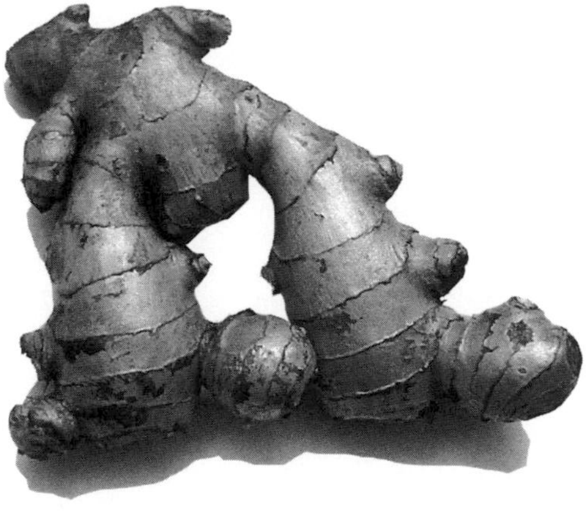

【性味與歸經】

辛，微溫。入肺、脾、胃經。

【功效】

發汗解表、溫中止嘔、解毒。

生薑因爲具有保溫、促進血液循環以及消炎的作用，其不但能夠內服，也可用於「外敷」，效果不輸給內服。

血液循環不良會產生許多病痛。因爲血液會將各種的營養素、氧氣帶到全身各處，一旦有某部位的循環功能不佳，就無法吸收到這些人體所需的營養素，接著通常都會生病。

舉個例子來說，罹患胃潰瘍或者慢性胃炎的人，在心胃部位通常會覺得冷，而肝臟不好的人，在右上腹也會感到冷。不孕症的人也是如此。

腰痛、肩膀酸痛、慢性頸部酸痛等症狀，都是因爲那些部位的血液循環不良所引起，通常只要將酸痛的部位保暖，病痛自然不藥而癒。

生薑的外用療法之中，最具代表性的是「生薑濕布」，只要懂得做濕布，就可以應付各種酸痛了。

從肌肉到關節的酸痛，氣喘到支氣管炎的咳嗽，下腹部的腫脹，胃腸的疼痛，子宮以及卵巢的疾病等等……都可藉「生薑濕布」獲得紓解。

只要把患部或者覆蓋患部的肌肉、皮膚加溫，就會覺得比較舒服。

接著全身的體溫也會跟著上升，並排出大量的汗水，體內的毒素跟著汗水一起排出，身心就會輕鬆起來。

只要把「生薑療法」當成家庭療法的一種，就能夠從中得到很多好處。

一、生薑濕布

材料

老薑　一百五十公克

水　　　　　　　　兩公升
綿袋　　　　　　　一個
比較厚實的毛巾　　兩條

作法

①洗淨一百五十公克的老薑，去掉水分，再使用擦菜板磨成泥狀。不能使用嫩薑，一定要使用老薑。
②把薑泥放入綿袋裡，綁緊袋口。或者用綿毛巾包好，再用橡皮筋固定。
③把②放入盛兩公升水的鍋子裡，打開爐火，在快沸騰時熄火。
④不要使鍋裡的生薑湯冷卻，使用小火一直保持溫度。
⑤把毛巾放入七十度左右的生薑湯中浸濕。
⑥浸濕的毛巾不要絞太乾，覆蓋在患部。
⑦毛巾覆蓋在患部後很快會冷卻，因此，必須在毛巾上蓋一層

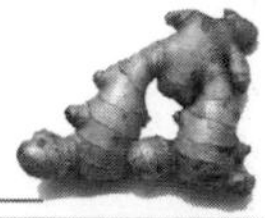

塑膠布，再蓋上乾毛巾。

⑧經過十分鐘後，取下毛巾。

⑨再把毛巾浸入生薑湯裡面。

⑩輕輕的絞毛巾，再把它覆蓋於患部。

⑪大約十分鐘重複一次，總共重複三次

⑫疼痛或者症狀比較嚴重時，每天做三～四次。

⑬疼痛或症狀比較輕時，每天做一次就行。

⑭生薑湯可以使用兩～三天。

⑮實施生薑濕布一小時內不宜入浴，否則覆蓋過濕布的地方會感到刺痛。

功效

㈠腹痛、關節痛、肌肉酸痛等症狀，可以直接貼在患部。

㈡對於肝臟病、腎臟病等，可以貼在右邊肋骨部位，以及背部

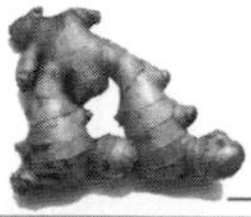

腎臟的位置。

(三)罹患支氣管炎、氣喘時，只要貼在胸部，就可以收到很好的效果。

(四)罹患腹水症時，只要每天貼於腹部，就可排出大量的尿，使腹水減少。

(五)對於下肢的水腫也很有效。

(六)如果是皮膚炎的話，剛開始用會覺得有些刺痛，但是卻可以讓治癒的時間提早（感覺到生薑汁對皮膚太刺激的話，不妨使用稀釋的生薑汁，再緩慢的增加生薑汁的濃度）。

若要用在臉部，應該先在四肢的皮膚測試，沒有過敏反應，再用於臉。

注意事項

少部分的人受不了生薑的刺激，以致皮膚發紅，或者有些微潰爛的現象，最好把生薑湯稀釋後再使用。

二、馬鈴薯加生薑濕布

馬鈴薯具有消炎、鎮痛的作用，與生薑一起使用，效果非常好。

材料

馬鈴薯　一個
生薑　兩塊
麵粉　適量

作法

①馬鈴薯洗乾淨，再使用擦菜板磨成泥狀。
②生薑洗淨，連皮磨成泥狀。
③把①與②放入研缽裡，加入麵粉一起攪拌，使它變成適度的

硬度爲止。

④把③塗抹於毛巾上面。

⑤把④貼於患部（患部在頸子的時候，則不妨在濕布上，纏上一條毛巾）。

功效

治療關節痛、神經痛、喉嚨痛都有效。

三、蔥加生薑濕布

蔥的二烯丙基硫醚具有促進血液循環的作用，除了能夠溫熱患部，藉此消除疼痛，又具有增強免疫力的作用，所以對風濕病、關節炎很有效。

材料

老薑　兩到三個

蔥　兩根

松柏油　適量（這是使用松脂製成的揮發油，西藥房有售）

紗布

作法

①蔥白（蔥的莖）切細。

②老薑去皮，同樣切細。

③把①與②放入研缽裡，磨成泥狀。

④把③放入平底鍋裡，不必放油，使用小火炒，小心不要炒焦。

⑤把松柏油加入④裡面，再炒兩分鐘。

⑥把⑤塗抹於紗布上面。

⑦待稍冷以後，貼於疼痛的部位。

㈧一天貼兩次。

功效

對於慢性的關節痛、風濕症有效。

四、辣椒加生薑濕布

辣椒所含有的椒紅素具有很強的血管擴張作用與保溫作用，對疼痛能發揮速效。

材料

老薑	三個
紅辣椒	六根
麵粉	適量

作法

①三個老薑洗淨，磨成泥狀。

②使用約九十ＣＣ的水煎六根辣椒。

③把①與②放入研缽裡，充分的攪拌。
④把麵粉適量地加入③裡面，攪拌成適當的硬度。
⑤把④塗抹於一塊布上面，再貼於患部。

功效

對關節痛、神經痛、肌肉痛很有效。

五、生薑浴

洗生薑浴時，不但在入浴時會覺得暖和，入浴後，汗水也會不停的冒出來，讓身體內的老舊廢物隨著汗水排出。

對於虛胖（水腫或肥胖）的人來說，這是一種具有特效的藥浴法。

由於生薑的保溫效果，以及生薑芳香成分的作用，對於幫助入眠也很有效果。

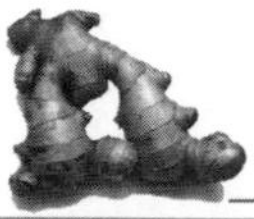

材料

生薑　一個

紗布袋

作法

①生薑洗淨，使用擦菜板磨成泥狀。

②再把薑泥裝入紗布做成的小袋子裡面。

③小袋口使用一條繩子綁緊。

④把這個小紗布袋放入浴缸裡。每天洗一～兩次。

功效

這種「生薑浴」，對於畏寒症、關節以及肌肉的酸痛都能夠發揮功效。同時也能夠大幅的改善腰痛、失眠症、膀胱炎、腎盂炎。

六、生薑湯足浴

「足浴」可以改善下半身血液循環的鬱滯，藉此治療腰、下肢、腹部的疼痛、水腫、腎臟、膀胱炎以及婦女病。

足浴時，在溫水裡加入生薑汁，將更能提高足浴的效果。不僅如此，對於香港腳、凍傷、皮膚搔癢也有意想不到的效果。

材料

老薑　約一百五十公克
水　兩公升

作法

①洗淨一百五十公克的生薑，再使用擦菜板磨成泥狀，放入鍋裡，再加入兩公升的水。

②使用弱火煮①，待快沸騰時，把火勢轉得更小一些，再熬上三十分鍾。
③使②冷卻下來。
④冷卻以後，移入洗臉盆裡，將腳浸入水中十到十五分鐘。
⑤早晚浸腳兩次，持續一個月以上。
⑥同樣的生薑水可以使用三天。

功效

對於香港腳、皮膚的各種疾病都有效。開始浸腳時會感到有些刺痛，那是藥效成分進入皮膚深處的緣故，如果並非很難受的話，不妨持續的做下去。

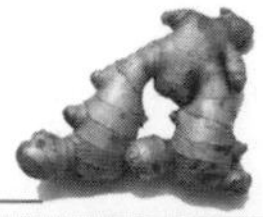

七、直接塗抹生薑汁的療法

由於生薑能賦與細胞活化作用並能殺菌，塗抹生薑汁能夠使脫落的毛髮重生，尤其是圓形脫毛以及頑癬最爲有效。

作法

①準備一些老薑，在洗淨後，使用擦菜板磨成泥狀。

②利用紗布包著薑泥，絞出薑汁備用。

③直接把生薑汁塗抹於患部。

功效

㈠脫毛：使用生薑汁直接塗抹患部，一天兩～三次。塗抹後稍加按摩。

㈡頑癬：直接把生薑汁塗抹於患部。

㈢跌打損傷：把生薑汁稀釋成兩倍，將毛巾浸濕，貼於患部。

㈣關節或肌肉痛：直接把生薑汁塗抹於患部。

八、生薑安眠法

把兩個老薑洗淨，再切成薄片。把這些生薑片放置在盤子上面，擺到枕頭旁再睡覺。

生薑的精油成分、芳香成分，以及辛辣成分將刺激嗅覺，能鎮靜大腦神經，幫助睡眠。

GINGER 4

薑體驗記

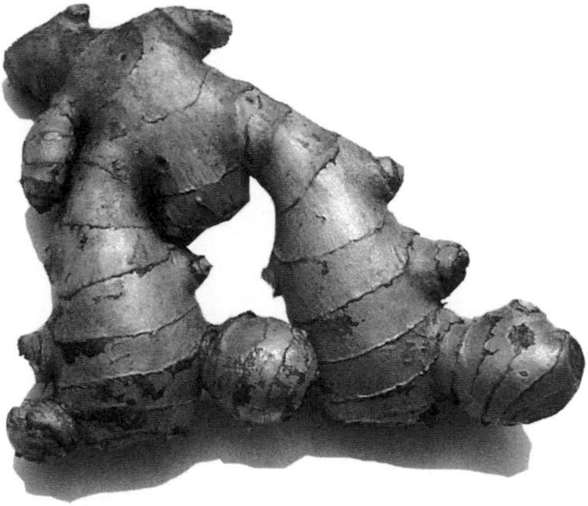

【性味與歸經】

辛，微溫。入肺、脾、胃經。

【功效】

發汗解表、溫中止嘔、解毒。

GINGER

實例一 改善胃腸不適——喝梅子生薑湯

我從學生時代就很喜歡運動。從水中到陸上的種種運動，可以說無所不精。也許是時常運動的關係，所以新陳代謝良好，膚色又很紅潤，看起來比實際年齡年輕很多。

一向健康的我也有生病的時候。因爲我很怕熱，只要到了夏天我會喝很多的冰啤酒來消暑。

今年夏天一樣的熱，所以我還是以喝冰啤酒來消暑，喝了冰啤酒沒多久，我就開始有拉肚子的症狀。

接下來，胃腸變得怪怪的……雖然仍然有食欲，是由於肚子裡有很多的空氣，所以不太能吃東西。肚子也咕嚕咕嚕的鳴叫，有時會感覺到肚子裡一陣翻攪。

因為這是之前不曾有過的現象，我居然胡思亂想起來，以為自己罹患了胃癌呢！

去看醫生時，他開了兩種藥物給我服用。那位醫生說：「你喝太多的冰啤酒，使得腸道充滿了寒氣，腸道裡的益菌減少，而壞菌卻增多，因此才會弄壞了腸胃。」

我吃醫生開給我的藥將近兩個月，卻沒有任何改善。就在我非常煩惱的時候，一位朋友叫我試試「梅子生薑湯」。

我從那一天開始，每天在三餐前都喝大約一百五十CC的梅子生薑湯。經過一星期，我的肚子就不再鳴叫了，拉肚子的症狀也日漸減輕。

大約又持續喝梅子生薑湯一個月後，我的胃腸就恢復健康。生薑與梅子所發揮出來的殺菌作用，撲殺了腸內的壞菌，使得胃腸恢復了健康，所以治好腹鳴、腹泄等症狀。

從此以後，我就時常喝梅子生薑湯。做魚湯或者味噌湯時，我都不忘放一些薑片，現在我的孩子都叫我「薑爸爸」。

實例二　風濕痛減輕很多——喝陳皮生薑湯

我本來在一家百貨公司當主管，但是，在幾年前罹患了風濕痛。因爲健康狀況不允許，如今已不在百貨公司服務。

現在如果身體健康狀況稍爲好一點的時候，我會到外面接一些編輯的工作回來做，身體狀況不好時，就只能在家裡靜養。

尤其是在寒冷的冬天、梅雨季節，以及下雨的前一天，或者濕氣重的日子，我的四肢關節（尤其是兩手腕、手肘）就會痛起來。

我的右手肘以及左手腕都由於硬直而變形，實在很難看。

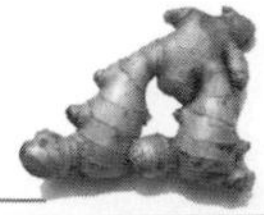

爲了減輕關節的負擔，我想減少一些體重比較好，但試過各種的減肥法，始終沒有效果。在去年的梅雨季節，我的風濕痛突然惡化。

醫生開給我類固醇劑治療疼痛，但是因爲我曾經服用過類固醇，而引起「滿月臉」的副作用，因此我並不想輕易再嘗試。

就在那時，我看到一本醫藥雜誌刊載一則報導說，喝「陳皮生薑湯」能改善風濕痛。於是我就做了「陳皮生薑湯」飲用。

想不到，只喝了一個多月，手腳末梢就逐漸覺得暖和。

因爲我有畏寒症，已經好多年不曾流汗，如今額頭、臉以及背部都冒出了汗水；同時排尿的狀況也變好。

再經過一個多月，我四肢的疼痛減輕了很多，因爲身體的健康狀況好轉，所以我又考慮回到百貨公司上班。

自從開始喝「陳皮生薑湯」，體質改善了，所以我增加每天喝「陳皮生薑湯」的次數。由每天兩～三次增加到五次。

增加了喝「陳皮生薑湯」的次數半個月以後，除了起床時候還會有點疼痛之外，其他時間完全都不會痛了。我去量體重時嚇了一大跳，因爲我減輕了五公斤！

實例三 治好皮膚潰爛——喝蓮藕生薑湯

我從小皮膚就不好，又是紅腫又是搔癢，所以時常服用類固醇劑，同時也塗抹類固醇軟膏。

但是，我的皮膚並沒有因此恢復健康，反而日漸惡化，以致全身的皮膚發紅，而且奇癢無比。我的臉、頸部、前胸以及兩手腕都被我抓破皮、流出膿水，實在慘不忍睹。

臉上的皮膚更由於長年塗抹類固醇劑，膚色變得很暗沉，看起來像個黑人似的。

我為了皮膚的問題，看過不少相關的書籍，有很多書本都寫著，會罹患濕疹是因為體溫過低，以及體內水分過多的緣故。為了排除體內的多餘水分，必須少吃以及保持身體的溫暖。

於是我決定在早晨起床後，每天都走一萬步的路，散步回家後喝一杯「蓮藕生薑楊」。三餐儘量吃少一些，到了午飯以及晚餐前又喝一杯「蓮藕生薑湯」。經過一個月後，皮膚的傷口排出了金黃色的膿水，乍看好像皮膚病惡化似的。

不過，我極力忍耐著，持續的每天都喝三次的蓮藕生薑湯，到了第三個月之後，皮膚的搔癢幾乎已經消失。皮膚逐漸變得乾燥，膚色暗沉也消失了，想不到連體重都減輕了三公斤。

實例四 改善自律神經失調——吃烤薑

我是一名營養師，有很多人都會因爲身體不適向我求助，經我檢查他們的體質後，發現這些人中屬於「寒性體質」的最多。

一般在血管中流動的血液，只要遇到寒氣其流動的狀態就會變得較爲遲滯，以致無法順暢的將養分帶到身體各處。

血液的流動一旦遲滯，身體各器官的機能就會變差，健康狀況就會出問題。

血液一旦受寒，就很難在血管中流動，因此血壓就會上升，脂肪也不容易燃燒，所以血液中的脂肪會增加，而引發成人病。

負責清理血液中污物的腎臟與肝臟一旦受寒，功能就會減弱。結果呢？老廢物將滯留在體內，血液將變得污穢。

血液會流入所有的臟器，因此，心臟、胃腸、呼吸器、子宮等器官都會受到影響。

受寒的血液會持續刺激神經。

受到刺激的神經由於處在緊張的狀態，因此自律神經（主司睡眠、食欲、情緒穩定、各臟器的機能、調整體溫等）的功能也會變得紊亂。

換句話說，若是寒性體質而不去改善，將會引起各種惱人的症狀。

現代人偏寒性體質的愈來愈多。

夏天，我們都躲在冷氣房內生活，又喝冷飲、吃冰的食物。在這種情形下，不變成寒性體質也難。這時候，就要避免吃陰性的食物，而要多吃陽性食物。

所謂陰性的食物，像肉類等多含脂肪的食物是最具代表性的

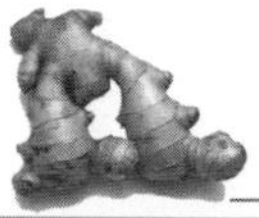

陰性食物，其放置在陽光下很容易腐爛。

健康的身體需要溫暖的血液

以陽性食物來說，薑最具有代表性。因爲薑能夠使血液變得溫暖，可調整體質。

根莖類的蔬菜也跟薑一樣屬於陽性食物。身體較寒的人不妨多吃些根莖類的蔬菜。

薑本來就是能夠使血液暖和的食物，因此吃了以後能改善寒性體質。而且，薑烤過後，它的效力將倍增。

溫暖的血液能夠通暢的循環，藉此把營養運送到身體各處。體內的所有器官也會變得暖和，自律神經就能穩定下來，如此就能消除肥胖，改善不孕症、腎臟、肝臟以及呼吸器官的疾病。

暖和的血液不僅能夠使臟器暖和，也能夠使肌肉、骨骼、關節暖和，提高它們的機能。

有些肩膀酸痛以及肌肉酸痛得很嚴重的人，只要吃烤薑，身體就會覺得非常的暖和，甚至流汗。

寒性體質的人，剛開始吃烤薑時，或許不會有太明顯的感覺，大約吃了一個月後，就會發覺自己變得很容易流汗。

這種吃烤薑後的流汗，表示你所煩惱的症狀在不久將獲得改善，所以必須耐心的吃下去。

實例五 改善了嚴重的生理痛——吃烤薑

我經營一家美容研習中心，在從事這項工作後，才深深的感覺到不管使用再高級的化粧品塗抹皮膚，對皮膚的幫助仍然有限度，無法達到盡善盡美的境界。

舉例來說，有嚴重便秘的人，不管如何費心保養皮膚，仍然不能跟身體健康的人相比，在氣色上就輸人一截。

如果想要擁有眞正的美麗，不能光靠化粧品，而必須先使身體健康起來，才能夠眞正進入美麗的境界。

在五年以前，我經由各種的比較求證，才發現到這一點。從此以後，我就開始研究哪些食物對身體有好處。通常對身體有好處的食物必須能使血液循環良好，還要能通便才行。

基於這兩個條件，我展開一連串的研究，一段時間後，我終於找到了最棒的食療品，那就是薑。

嚴格的說起來，薑並不能算是一種蔬菜，它是一種近乎藥草的植物，加入菜肴能夠使食物的味道更爲突出。因爲如此，只要稍爲下一點工夫，就可以讓自己每天得到薑的療效。

薑在烤過之後，它的藥效將加倍，因此只要吃烤薑，很多疾病就可以大幅改善。

我在生下孩子以後，荷爾蒙失調，時常重複著身體發冷與臉潮紅的症狀。

那時，我不但每天都吃烤薑，而且還利用烤薑來烹調各種食物，經過三個月後，就不再發生上述的症狀。

我很喜歡喝酒，每天晚餐都免不了喝些酒。我發現如果在喝酒時同時吃一些烤薑的話，就不會宿醉。

由此可見，烤薑也能夠提高肝臟的機能。

吃烤薑後，臉色變明亮

烤薑不但在我身上產生效果，同時也改善了我妹妹的體質。

我妹妹今年二十九歲，在五年前她做了子宮頸瘤的手術。想不到在開刀以後，她的生理痛就更嚴重，所以月經來時常躺在床上，連三餐也懶得做。

我妹妹不曾生下一男半女，在離婚後一直獨自生活。因爲不想看到她痛苦的樣子，所以我時常帶東西給她吃，並且在給她吃的飯裡加了一些烤薑。

這樣吃了幾天後，我妹妹發青的面孔逐漸的浮現血色。看到這種情形，我知道她的體質正在逐漸的改善，因此我索性叫妹妹來我的美容中心上班。到了中午用餐時，我倆都吃加了烤薑的飯。

吃了半年烤薑，我妹妹的身體愈來愈健康，人也活潑開朗多了。

依照我妹妹的說法，在吃了烤薑後，不規則的生理期恢復了正常，也不會便秘了。以前，她每三天才上一次大號，如今每天都能夠按時上一次。

好處不僅如此，自從吃了烤薑以後，我妹妹臉上的水腫消失，再也看不到面皰之類的瑕疵了。

半年後，拖了十年的疼痛完全消失

我妹妹以前也屬於寒性體質，即使在夏天也不會流汗，吃了烤薑大約一個月後，每次吃飯時額頭都會冒汗。

這是體質由「寒」轉爲「熱」的好現象。隨著體質的改善，她的健康也更上一層樓。

健康情形好轉後，她在生理期內也能夠上班。她開始展露笑臉，工作也做得有條不紊，在吃烤薑半年後，她的生理痛就完全消失了。

痛苦了整整十年，吃了烤薑克服了嚴重的生理痛，看到了妹妹的笑容時，我鬆了一口氣，令人想不到的是，因爲吃烤薑她居然減輕了五公斤的體重。

實例六 解決了排尿的困難——吃烤薑

我在三十歲那年就有了慢性腰痛，而到了三十五歲更加惡化。遇到寒冷的季節，我只要到外面稍爲走動，或者到廚房站一小段時間，就會感到腰痛。

在三個月以前，我到附近中醫診所接受針灸治療。

剛開始時，我以爲是腰的肌肉僵硬，或者是因爲姿勢不對而增加了腰的負擔，才會腰痛呢！所以我想好好的按摩應該可以治療。

想不到，那一位按摩醫生卻對我說：「腰痛的毛病，通常以腎臟受寒爲主因。」

遇到腎臟受寒時，腰部一帶就會開始疼痛起來。

的確，以前我上洗手間的次數比較少，而且下半身又很容易水腫。這是腎臟衰弱的人容易發生的狀況。

以前在接受尿液檢查時，醫生說我的尿液裡有很多的蛋白質。這更證明了我的腎臟機能很不好。

那位按摩醫師勸我吃烤薑，他說這種烤過的薑能夠提高腎臟的功能，於是我就開始試著吃起烤薑。

上洗手間的次數與尿量都增加

烤薑的作法很簡單。只要把薑磨成泥狀，放在一張錫箔紙裡包起來，再放入微波爐或者烤箱裡，烤上十分鐘就行了。

我每天都吃三次烤薑，我將烤薑放入茶裡面，再沖入熱開水飲用。

飲用烤薑茶一個星期後，我一鑽入被窩裡，很快的就能夠睡著，而且身體以及手腳都感覺到非常暖和。

這種情形與以前剛好相反，以前我雖然鑽入被窩裡，但是由於手腳發冷，久久都難以入睡。

如今，我已經可以睡得很熟，而且清晨醒過來時感覺到神輕氣爽，充滿幹勁。

自從吃烤薑以後，小便的次數由一天四次增加到六次，而且在尿量方面也增加了不少。

排尿的次數增多以後，下半身的水腫逐漸的消失，以前一到了黃昏，我的一雙腳就會腫得很大，走起路來腳步很沉重。

最近，已經完全沒有這種現象。

我的腰痛，在吃烤薑三個星期後，就完全不痛了。就算在廚房站很長的時間也不會感到疲勞。

做夢也想不到，我煩惱很久的幾件事，只吃烤薑就把它們一一解決。

由於效果超乎想像的好，我幾乎不敢相信這是事實呢！

我相信罹患腰痛的人不在少數，腰痛與腎臟機能息息相關。腎臟機能一旦不好，腰部就會開始疼痛，有這種症狀的人不妨吃烤薑看看。

實例七　治好了胃腸的不適——喝蜂蜜加生薑汁

自從一年前，我罹患了便秘，肚子整個膨脹起來，又有輕度的腹痛，還會頻頻的打嗝。

醫生在檢查以後，說是膽囊的機能衰退。另外一位醫生說我血液中的澱粉酶值很高，很可能有胰臟炎。他使用胃鏡檢查的結果，說是我胃裡的壞菌太多，需要使用抗生素治療。

我不喜歡抗生素治療。那時有一位同事勸我飲用蜂蜜加生薑汁，他說生薑的薑油能夠殺死壞菌呢！

我雖然沒有完全相信，但卻認爲試試無妨。我服用蜂蜜加生薑汁的第三天，突然排出了大量的糞便，而在一天之內連續排出三次之多！

接著，肚子裡面的空氣也消失了，膨脹的腹部變小，三星期後體重減輕了四公斤，身體狀況變好。

從此以後，我仍然每天服用兩次的蜂蜜生薑汁，經過一個月以後腹痛、打嗝就不再發生了。

國家圖書館出版品預行編目資料

薑療養生秘方：這樣吃薑、調理體質、增強抵抗力 / 李鴻奇作. -- 初版. -- 新北市：世茂, 2014.09
面； 公分. -- (生活健康；B383)

ISBN 978-986-5779-48-1(平裝)
1.食療 2.薑目

418.914 103015254

生活健康 B383

薑療養生秘方：這樣吃薑，調理體質、增強抵抗力

作　　者／李鴻奇
主　　編／陳文君
責任編輯／張瑋之
封面設計／鄧宜琨
出 版 者／世茂出版有限公司
負 責 人／簡泰雄
地　　址／（231）新北市新店區民生路 19 號 5 樓
電　　話／（02）2218-3277
傳　　真／（02）2218-3239（訂書專線）．（02）2218-7539
劃撥帳號／19911841
戶　　名／世茂出版有限公司　單次郵購總金額未滿 500 元（含），請加 50 元掛號費
世茂網站／www.coolbooks.com.tw
電腦排版／聚力編輯製作有限公司
印　　刷／世和印製企業有限公司
初版一刷／2014 年 9 月

I S B N／978-986-5779-48-1
定　　價／220 元

本書中所提供的資訊與方法並非要取代正統的醫療程序，因個人體質、年齡、性別、特殊病史等各異，若您有任何身體上的不適，建議您請教專業的醫護人員。

黏貼處

請沿虛線剪下裝訂寄回，謝謝！

世茂好書·豐富心靈

世潮精典·智慧同行

電話：(02) 22183277
傳真：(02) 22187539

廣告回函

北區郵政管理局登記證
北台字第 9702 號
免貼郵票

231新北市新店區民生路19號5樓

世茂
世潮 出版有限公司 收
智富

黏貼處

請沿虛線剪下裝訂寄回，謝謝！

讀者回函卡

感謝您購買本書，為了提供您更好的服務，歡迎填妥以下資料並寄回，我們將定期寄給您最新書訊、優惠通知及活動消息。當然您也可以E-mail：Service@coolbooks.com.tw，提供我們寶貴的建議。

您的資料（請以正楷填寫清楚）

購買書名：＿＿＿＿＿＿＿＿＿＿

姓名：＿＿＿＿＿＿ 生日：＿＿＿年＿＿月＿＿日

性別：□男 □女 E-mail：＿＿＿＿＿＿＿＿

住址：□□□＿＿＿縣市＿＿＿＿鄉鎮市區＿＿＿＿路街

＿＿＿段＿＿＿巷＿＿＿弄＿＿＿號＿＿＿樓

聯絡電話：＿＿＿＿＿＿＿＿

職業：□傳播 □資訊 □商 □工 □軍公教 □學生 □其他：＿＿＿

學歷：□碩士以上 □大學 □專科 □高中 □國中以下

購買地點：□書店 □網路書店 □便利商店 □量販店 □其他：＿＿＿

購買此書原因：＿＿ ＿＿ ＿＿ ＿＿ ＿＿ ＿＿（請按優先順序填寫）

1封面設計 2價格 3內容 4親友介紹 5廣告宣傳 6其他：＿＿＿

本書評價：＿＿ 封面設計 1非常滿意 2滿意 3普通 4應改進

＿＿ 內　　容 1非常滿意 2滿意 3普通 4應改進

＿＿ 編　　輯 1非常滿意 2滿意 3普通 4應改進

＿＿ 校　　對 1非常滿意 2滿意 3普通 4應改進

＿＿ 定　　價 1非常滿意 2滿意 3普通 4應改進

給我們的建議：------------------------------
